国家重点研发计划"公共安全风险防控与应急技术装备"重点专项
"复工复课后聚集性传染隐患的新冠肺炎中医药调体防护研究"项目成果

新型冠状病毒肺炎中医预防手册

U0232289

U0212507

主　编　王　琦

副主编　王　济　李英帅　李玲孺　郑燕飞

编　委　侯淑涓　张　妍　白明华　姚海强　杨　正

俞若熙　孙紫薇　孟　月　申荣旻　倪胜楼

人民卫生出版社
·北京·

图书在版编目（CIP）数据

新型冠状病毒肺炎中医预防手册 / 王琦主编 . —北京：人民卫生出版社，2020.8

ISBN 978-7-117-30295-1

Ⅰ.①新… Ⅱ.①王… Ⅲ.①日冕形病毒 – 病毒病 – 肺炎 – 中医学 – 预防医学 – 手册 Ⅳ.①R259.631–62

中国版本图书馆 CIP 数据核字（2020）第 144587 号

人卫智网	www.ipmph.com	医学教育、学术、考试、健康，购书智慧智能综合服务平台
人卫官网	www.pmph.com	人卫官方资讯发布平台

新型冠状病毒肺炎中医预防手册

Xinxing Guanzhuang Bingdu Feiyan Zhongyi Yufang Shouce

主　　编：王　琦
出版发行：人民卫生出版社（中继线 010-59780011）
地　　址：北京市朝阳区潘家园南里 19 号
邮　　编：100021
E - mail：pmph @ pmph.com
购书热线：010-59787592　010-59787584　010-65264830
印　　刷：三河市潮河印业有限公司
经　　销：新华书店
开　　本：889 × 1194　1/32　印张：3.5　插页：2
字　　数：67 千字
版　　次：2020 年 8 月第 1 版
印　　次：2020 年 8 月第 1 次印刷
标准书号：ISBN 978-7-117-30295-1
定　　价：35.00 元

打击盗版举报电话：010-59787491　E-mail：WQ @ pmph.com
质量问题联系电话：010-59787234　E-mail：zhiliang @ pmph.com

主编简介

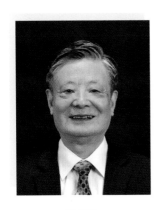

王琦

男，1943年2月生，江苏高邮人。

中国工程院院士，国医大师，主任医师。北京中医药大学终身教授（一级教授）、研究员、博士研究生导师，北京中医药大学国家中医体质与治未病研究院院长。第四届中央保健委员会会诊专家，国务院应对新冠肺炎疫情联防联控机制科研攻关组中医药专班专家组成员，国家中医药管理局应对新型冠状病毒感染的肺炎疫情联防联控工作专家组顾问，国际欧亚科学院院士。中华中医药学会中医体质分会主任委员，世界中医药学会联合会体质研究专业委员会会长，中国医疗保健国际交流促进会中医学分会主任委员，国家中医药管理局中医体质辨识重点研究室主任。第四、第六批全国老中医药专家学术经验继承工作指导老师，中医药传承博士后合作导师。国家重点基础研究发展计划("973"计划)首席科学家,享受国务院政府特殊津贴的有突出贡献专家。2013 年获全国优秀科技工作者称号、首都劳动奖章、何梁何利基金科学与技术进步奖,2014 年获中华中医药学会终身成就奖。2019 年获全国中医药杰出贡献奖,以及由中共中央、国务院、中央军委颁发的"庆祝中华人民共和国成立 70 周年"纪念章。2020 年获北京高校优秀共产党员称号。

构建并完善中医体质学、中医男科学、中医藏象学、中医腹诊学四大学术体系,开拓中医原创思维、中医未病学等新的学科领域。先后主持国家级科研项目 18 项,获得国家科学技术进步奖二等奖 1 项,省部级一等奖 9 项、二等奖 6 项,发明专利 18 项。主编专著 67 部,以第一或通信作者发表中文论文 498 篇、SCI 论文 38 篇,H 指数 58,他引 20 030 次。

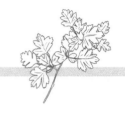

序　言

　　中医药学历史悠久、底蕴深厚,为中华民族健康繁衍生息和文化传承作出了重要贡献。中医药对于疫病有许多先进的理念和防治方法,早在秦汉时期,《黄帝内经》就系统论述了疾病预防理论,在两千多年与疫病斗争的过程中积累了丰富的防疫经验。

　　在这次抗击新冠肺炎疫情斗争中,中医药展现了独特的优势,在改善早期症状、减少轻症向重症转变,缩短病程、提高治愈率、降低死亡率等方面取得显著成果。中医药应对重大突发公共卫生事件的巨大潜力有目共睹。习近平总书记指出:"中医药是中华民族的瑰宝,一定要保护好、发掘好、发展好、传承好。"强化中医药现代科学研究,围绕国家战略需求,充分挖掘继承老祖宗留给我们的精华,将中医药纳入我国传染病防控体系意义重大。

　　新冠肺炎疫情尚未结束,人类与病毒的战役尚未胜利,我们要千方百计织密防护网,变被动为主动,用坚决的行动、科学的手段落实疫情防控。贯彻中医药"治未病"理念,运用中医药多样化手段,调节机体状态,提高免疫力,抵御病毒,阻断病情发展,减少发病或实现不发病。因此,在新冠肺炎的中医药预防方面,仍要加大力度进行深化研究,推动促进中医药高质量服务于现代疫情防控。

中国工程院王琦院士作为国务院应对新冠肺炎疫情联防联控机制科研攻关组中医药专班的专家组成员,主持承担科技部国家重点研发计划"公共安全风险防控与应急技术装备"重点专项——"复工复课后聚集性传染隐患的新冠肺炎中医药调体防护研究"项目。在研究基础上,王琦院士及团队编写出版《新型冠状病毒肺炎中医预防手册》,聚焦新冠肺炎的中医药预防,提出"扶正气""避邪气"的预防思想,提出基础防护和目标防护相结合、主动防御与环境防控相结合、高危人群与普通人群防护相结合的中医药预防方案,具有很强的实用性与指导意义。相信该书的出版,将助力防范卫生健康领域的风险,并为全面实施健康中国战略发挥积极作用。

李晓红

中国工程院党组书记、院长

2020 年 6 月 26 日

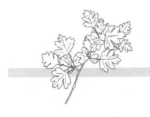

前　言

——疫情防控　利剑高悬
　中医预防　扶正辟邪

目前,国内新型冠状病毒肺炎疫情已得到有效控制。然而,这场人类与病毒的战役尚未结束,全球的疫情仍不容乐观。国际输入病例引发本地传播的风险仍然广泛存在,我国境内仍有少数地区出现新增病例。鉴于中国绝大多数人员仍然普遍易感新型冠状病毒,因此面临再次发生新型冠状病毒肺炎流行的风险。疫情防控不能"马放南山",仍要"利剑高悬"。对于疫情二次暴发的风险,需警钟长鸣,坚决贯彻落实常态化疫情防控工作中"外防输入、内防反弹"的工作要求。

抗击疫情,离不开"防"和"治"。习近平总书记在历次相关会议上都强调了预防的重要性,"要坚持预防为主的卫生与健康工作方针,大力开展爱国卫生运动……推动医防结合,真正把问题解决在萌芽之时、成灾之前"。中医在预防疫病方面有着丰富的经验。中医防疫的理论可概括为"扶正气""避邪气",强调要增强正气,抵御外邪的侵袭。在药物预防方面,积累了许多有效的方药,除口服外,还有粉身、纳鼻、浴体、佩戴、身挂等。中医药对严重急性呼吸综合征(曾简称"非典")和甲型 H_1N_1 流感的预防也发挥了重要的作用。应充分利用好中医药这一独特资源,形成具有中国特色的疾病防控体系。

正是基于以上中医药防疫思路和方法,我们承担了科技部重点研发计划"公共安全风险防控与应急技术装备"重点专项——"复工复课后聚集性传染隐患的新冠肺炎中医药调体防护研究"项目,开发了中医药防疫包,提出"内服 + 外用"联合防疫概念,并研发了系列中医药防疫产品,包括内服预防颗粒、外用防疫喷剂和粘贴型防疫香囊。我们团队奔赴湖北黄冈,针对复工复产后新冠肺炎预防以及恢复防复等工作,从形成方案,到大数据采集、建库,到 RCT 循证试验,不只是为预防新冠肺炎,而且为中医药在传染病预防领域做了方法学的搭建。

在这些工作基础上,我又带领团队编撰了《新型冠状病毒肺炎中医预防手册》。全书内容分为中医的预防思想、基础防护与目标防护、主动防御与环境防控、高危人群与普通人群防护、居家社区和办公场所防护、恢复期预防复发、调体预防、基层预防和爱国卫生运动 9 个部分。本手册体现了我提出的"两结合一区别"的总体预防思路(即基础防护结合目标防护、主动防御结合环境防控、区别高危人群与普通人群的多维防护),以及"抓两头"的预防思想("抓前头",即防感染、防疫情,针对高危人群、复工复产人群,中医药要抓住疫情发展的"前头",扶助正气,未病先防;"抓后头",即防后遗症、防疫情反复,针对恢复期出现的问题,扶助正气,促进肺部病灶吸收等)。

希望本手册为大众提供中医药预防新冠肺炎的理念和方法,增进大众和专业人员对中医药预防新冠肺炎的认识和理解,指导个人预防,扶助正气,降低传播风险,为构建中西医结合新型防控体系贡献一份力量。

王 琦

2020 年 6 月 23 日

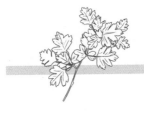

目　录

第一章

中医的预防思想

中医药抗击了历史上的众多重大疫情,护佑了中华民族的健康繁衍和文化传承。中国数千年的历史中,大大小小瘟疫不断。早在殷商时期的甲骨文中,就明确记载了多种传染病病名,如疟、疥、蛊等,并且还有"疾年"的记载,可能就是对传染病流行年份的最早认识。据史籍记载统计,自公元前674年开始有传染病相关文字记载以来至1840年,这2514年间,中国古代共经历大的传染病557次[①]。传染病病势迅猛,易于扩散,故而传染病预防尤为重要。我国早在公元前7—8世纪已经出现了预防医学思想,如《易经》所载"君子以思患而豫防之"。中医药在与传染病进行斗争的漫长历史中,逐渐积累了丰富的预防经验,为保障中国人的生命健康作出了突出贡献。预防思想是中医的重要理念,对当今的传染病防治仍具有重要的参考意义。

---

① 张志斌.中国古代疫病流行年表[M].福州:福建科学技术出版社,2007:6-105.

一、扶正祛邪

扶正祛邪是中医预防传染病的一个重要法则。中医认为传染病的病因主要有内外因两个方面，外因是指疾病传染源，内因是指人体的正气，也就是人体抵御病邪的能力。在预防疾病发生的过程中，内因至为重要。

中医学认为，人体的正气是疾病发生的关键，传染病的发病也多具有正气亏虚的病理基础，正气亏虚之人更容易受到病邪侵袭而发病，如《素问·评热病论》所载"邪之所凑，其气必虚"，以及明代吴又可《温疫论》所述"正气稍衰者，触之即病"。然而如果人体正气充盛，则不容易发生传染病，如《素问（遗篇）·刺法论》所载"正气存内，邪不可干"，故而，如果人体正气充盛，则不容易感受邪气而发病。另外，《灵枢·百病始生》所载"风雨寒热，不得虚，邪不能独伤人。卒然逢疾风暴雨而不病者，盖无虚，故邪不能独伤人"，即论述了如果没有人体正气亏虚的病理基础，那么即使感受病邪也不一定引起疾病的发生。结合此次新型冠状病毒肺炎疫情来看，在接触新型冠状病毒之后，分别有无症状感染者、轻症、重症以及死亡病例，这些不同的预后情况也都与患者自身的正气强弱具有密切关系。

扶正，是指通过培补人体正气从而实现防病治病。在中医临床中，可采用扶助人体正气的药物，或使用其他疗法，以增强正气，提高机体的抵抗力，达到战胜疾病、恢复健康的目的。祛邪，是指消除病邪以治疗疾病，就是利用祛除邪气的药物或其他疗法，以祛除病邪，达到邪去正复并恢复健康的目的。对于传染病的预防来说，中医的扶正祛邪原则具有重要意义，针对传染病的病机可通过预先服用药物来进行预防，如晋代葛洪《肘后备急方》所载"家人视病者亦可先服取利，则不相染易也"，论述了通过预先服药以预防传染病的中药预防措施。此外，中医还有外治的方法，如粉身、艾灸、药浴、香囊等方法，通过扶正祛邪从而实现对传染病的预防。

二、避其毒气

避免接触传染源也是中医预防思想的一个重要方面。"避其毒气"的思想首见于《黄帝内经》，如《素问（遗篇）·刺法论》有载"正气存内，邪不可干，避其毒气"，说明对于传染病的预防，除了保持人体正气以外，应当注意避免接触病邪。另外，《素问·上古天真论》所述"虚邪贼风，避之有时"，也同样强调应避免接触传染源，因为人体正气亏虚是发病的内因，而感受外邪是发病的外因，只有对内因和外因同时关注，才能有效实现对传染病的预防。

对疾病的传染源进行隔离也是古代"避其毒气"的重要方法。我国早在秦代就有对疫病进行隔离的规定。出土的《云梦秦简》记载："当迁疠迁所。"可见，秦代已设有"疠迁所"，对麻风病人强制收容[①]。《汉书》记载汉元始二年对疫情的防控——"民疾疫者,舍空邸第,为置医药"[②],说明汉代已有为控制疫病蔓延而将感染者在"临时防疫医院"进行隔离治疗的预防措施。东汉因军中大疫,政府设立"庵庐"安置患者,防止传染。《汉书·五行志》记载"宋国人逐瘈狗",从而预防狂犬病。《晋书》亦载:"永和末,多疾疫。旧制,朝臣家有时疾,染易三人以上者,身虽无病,百日不得入宫。"[③] 这些都反映了古人通过及时隔离来预防疫病的思想。

三、治 未 病

"治未病"体现了中医药学的预防医学思想。两千多年前的《黄帝内经》指出"圣人不治已病治未病,不治已乱治未乱,此之谓也。夫病已成而后药之,乱已成而后治之,譬犹渴而穿井,斗而铸锥,不亦晚乎",提出了中医"治未病"的理念。此外,西汉《淮南子·说山训》云:"良医者,常治无病之病,故无病。圣人者,常治无患之患,故无患也。"唐代孙思邈《备急千金要方·诸论·论诊候》提出:"上医医未病之病,中医医欲病之病,下医医已病之病。"这里所说的"未病之病",即论述了治未病的重要意义。中医治未病,是指遵循道法自然、平衡阴阳、增强正气、规避邪气、早期诊治、防病传变的基本原

① 李牧. 云梦秦简麻风律考[J]. 浙江中医学院学报,1980(3):22.
② 班固. 汉书[M]. 北京:中华书局,2007:1421.
③ 房玄龄. 晋书[M]. 北京:中华书局,1974:134.

则,采取无病先防、欲病早治、既病防变、病后防复的措施,从而防止疾病的发生与发展。

中医治未病主要体现在以下四方面。第一,平素养生,未病先防。养生又称摄生,即通过精神调摄、饮食调养、起居调护、运动锻炼、穴位保健等多种方法,增强人体对疾病的防御能力,防止疾病的发生,保持身心健康,从而达到延年益寿的目的。第二,防微杜渐,欲病救萌。也就是"见微知著,救其萌芽",即《黄帝内经》所谓"上工救其萌芽"之义,指疾病虽尚未发生,却已出现某些先兆,或疾病已经处于萌芽状态时,应早发现、早诊断、早干预,防微杜渐,及时将疾病控制在欲发状态。如《素问·刺热》云:"肝热病者左颊先赤,心热病者颜先赤,脾热病者鼻先赤,肺热病者右颊先赤,肾热病者颐先赤,病虽未发,见赤色者刺之,名曰治未病。"第三,已病早治,防其传变。已病早治,是指在疾病发生的初期,应及时治疗,防止疾病传变,从而阻止其蔓延、恶化。如《金匮要略》说:"见肝之病,知肝传脾,当先实脾。"即论述了通过提前干预,防止疾病传变。另外,《伤寒论》所言"淋家,不可发汗,发汗必便血",也是强调慎治防变,从而可以尽快遏制病情。第四,病后调摄,防其复发。疾病初愈,或处于疾病尚未发作的间歇期,此时症状虽然消失,但邪气未尽,正气未复,气血未定,阴阳未平,仍应做好慎起居、节饮食、勿作劳等善后调治,巩固疗效,防止原有疾病复发或继发他病。因此,病后防复也是"治未病"中不可缺少的内容。

对于新型冠状病毒肺炎来说,根据中医治未病的理念,首先应该未病先防,提高人体正气,避免接触传染源,预防发病。对于有疫区接触史的高危人群来说,应该早筛查、早干预,防止疫情传播。对于轻症患者也应该早治疗,从而防止转为重症,实现既病防变。对于康复期患者以及出院人群,也应该保持警惕,防止"复阳",从而达到病后防复。

四、天人合一

自然平衡的破坏,人与自然和谐状态被打破是疫病发生的一个重要原因。中医倡导"天人合一"的理念,对于解决当今国际社会传染病频发具有重要的借鉴意义。"天人合一"是中国古代传统哲学的主要命题之一。如《道德经·第二十五章》曰:"人法地,地法天,天法道,道法自然。""天人合一"也是中医的一个重要指导理念。人生于天地之中,是自然的一部分,故中医强调人与自然的和谐统一。两千多年前的《黄帝内经》就系统论述了"天人合一"思想。如"人与天地相参"(《素问·咳论》)、"人与天地相应"(《灵枢·邪客》)以及"人与天地相参也,与日月相应也"(《灵枢·岁露论》)。中医哲学不同于西方将人与自然以二元对立的角度来看,而是强调人与自然和谐统一,强调在治病时必须通晓天地间阴阳之气的变化、四时寒暑的更迭,明确天气变化特点,充分考虑气象因素和季节、节气的变化对人体及疾病的影响,不要违背自然规律,且认为万物化生,不能以人力代之,而四时之气的变化规律,亦不可随意违背。只有顺应自然规律,才能达到维护健康、祛病延年的目的。

反之,如果自然环境遭到破坏,人与自然和谐的状态被打破,也是导致瘟疫流行的一个主要原因。例如明代万历年间山西鼠疫暴发就是自然环境破坏的结果。嘉靖时期汉族移民开始对山西长城口外的蒙古草原实施移民开垦,扰乱了当地长爪沙鼠的生态环境。就鼠疫流行的方式来看,鼠疫菌常常通过长爪沙鼠从而传染给家鼠,进而威胁人群。当时随着草原的开垦,自然平衡被打破,人与鼠的接触增多,染疫的可能性也就随之增加。因而从万历九年(1581)起,山西大同开始大规模流行鼠疫,最终导致鼠疫暴发①。可见,维持人与自然环境的和谐对于预防传染病的暴发具有重要意义。

所以,人的生命活动要与天地四时相应,要顺应自然规律,不可打破人与自然之间的平衡,否则将会给人类带来灾难。中医"天人合一"的理念是解决当今国际社会诸如环境破坏、自然灾害暴发、疫病流行等多种重大问题的一剂良药。

---

① 曹树基. 鼠疫流行与华北社会的变迁(1580—1644 年) [J]. 历史研究, 1997(1):17-32.

第二章

基础防护与目标防护

　　新型冠状病毒肺炎主要通过呼吸道飞沫传播和接触传播,因此,有效的防护措施可以从切断传播途径、提高机体抗病能力等方面实现对疾病的预防。在新型冠状病毒肺炎的预防措施中,基础防护仍是必不可少的环节。在此基础上,结合不同人群、不同情况开展以中医药预防为主的目标防护措施,从而实现对疾病的全面阻断和预防。

一、基 础 防 护 [①]

　　主要包括戴口罩、勤洗手、常通风、少聚集等四方面的措施。

1. 戴口罩

　　场所要求:①居家活动、户外空旷场地、通风良好且人员

[①]　刘清泉.新冠肺炎防控漫画:城镇版[M].北京:中国人口出版社,2020.

密度低的场所,可以不佩戴口罩;②医院就诊或工作,乘坐公共交通工具,及人员密集场所等处于高危环境或职业者,需佩戴口罩。

佩戴要求:①建议使用一次性医用口罩或N95医用防护口罩,不推荐使用棉布口罩及海绵口罩。②除医务工作者外,居民日常防护建议使用一次性医用口罩。③除到疫区发热门诊外,居民医疗机构就诊时可不使用N95医用防护口罩。④口罩使用方法:颜色深为正面朝外,颜色浅为内里正对脸部,口罩上端有鼻夹金属条;先清洗手部,佩戴口罩完毕后,用手压紧鼻梁两侧的金属条,使上端紧贴鼻梁,后向下拉伸口罩,使其不留褶皱,覆盖口鼻。⑤连续佩戴4小时需更换,污染或潮湿后需立即更换。

特殊人群:①老年人及有心肺疾病等慢性病患者,佩戴口罩后易产生不适感,甚至加重原有病情,应遵循医生的专业指导;②儿童处于生长发育阶段,脸型较小,应根据年龄及自身发育情况选择合适的儿童口罩;③孕妇应注意选择舒适性较好的产品。

2. 勤洗手

可用肥皂或洗手液,使用流动水洗手,认真搓洗至少15秒,用一次性纸巾或干净毛巾擦手。如在室外或旅途中无清水不方便洗手时,可使用达到一定浓度的含酒精消毒产品作为肥皂或洗手液的替代品。

以下数种情况,首先避免用手触摸眼睛或口鼻等部位,并需要洗手：

（1）双手接触呼吸道分泌物后（如打喷嚏、咳嗽等）。

（2）与他人传递文件后。

（3）触摸动物后。

（4）外出回来后。

（5）与他人有接触后。

（6）制备食品之前、期间和之后。

（7）吃饭前。

（8）手脏时。

（9）上厕所前后。

正确洗手方法为七步洗手法，具体步骤如下图所示：

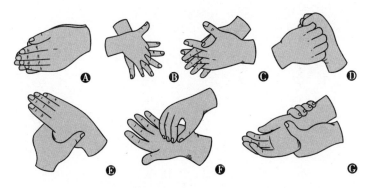

A. 内——双手掌心相对，互相搓洗。

B. 外——掌心对手背，双手交叉相叠，左右手交换搓洗。

C. 夹——掌心相对，十指交叉搓洗。

D. 弓——十指弯曲紧扣，指关节在另一手掌心旋转，交换搓洗。

E. 大——一手握住另一只手拇指，交换搓洗。

F. 立——指尖在掌心,交换搓洗。

G. 腕——旋转搓洗手腕。

注意:每一步骤至少搓洗 5 次;洗手时应稍加用力;流动水冲洗;建议用一次性纸巾或干净毛巾擦拭。

3. 常通风,要锻炼

(1) 建议每天开窗通风次数不少于 3 次,每次 20~30 分钟。

(2) 户外空气质量较差时,可减少通风时间与频率。

(3) 尽量减少通风不良场所的活动。

(4) 适量运动,保障睡眠,不熬夜,提高自身抗病能力。

4. 少出门,少聚集

(1) 减少不必要的外出。

(2) 减少聚餐、娱乐等非必要活动。

(3) 如必须外出,尽量避免到人群密集的场所活动。

(4) 人群聚集时需保持社交距离。

(5) 外出活动时,在人群密度较高的场所,需佩戴口罩,做好个人防护。

(6) 外出活动时,保持良好卫生习惯,洗手要彻底,不用脏手触碰眼、口或鼻等。

(7) 外出时,需避免与有呼吸道疾病症状者密切接触,如发热、咳嗽或打喷嚏等。

二、目 标 防 护

　　针对普通人群、高危人群、易感体质人群和恢复期人群4 类目标对象,通过中药内服、外用及穴位按摩等方法调节体质,增强免疫系统对外界的适应性,提升人体抵御病毒感染的能力,降低易感性,达到区别人群、精准防控的目的。(详细操作见第四、第六、第七章)

第三章

主动防御与环境防控

一、主 动 防 御

主动防御是指在对新型冠状病毒肺炎的发生发展、传染途径有了一定的认识之后,事先采取的各种预防措施,从而有效降低被感染的风险。被动防御是指在疾病发生之后采取的措施。

中医药对新型冠状病毒肺炎的主动防御主要有三方面的内容。一是扶助正气,提升机体免疫力及抗病毒能力;二是根据九种体质的不同特点,采取相应的调理方法,改善机体内环境,降低新型冠状病毒肺炎的易感性;三是对无症状感染者,采取以祛邪攻毒为主的方法,早期截断病毒深入人体,降低病毒的毒力与传染性,达到欲病早治的目的。

1. 扶助正气,提升免疫力

中医对疫病的预防首先强调要增强人体的正气,提高免疫力及抗病毒能力。人体气血充足,精充神旺,则不易染邪;若体质偏颇,气血阴阳失衡,则易染邪而患病。因此,预防疫病首要是改善体质状况,调整体质偏颇。

(1)新冠肺炎预防1号方(双花颗粒)

组成:芦根15g,金银花10g,藿香10g,红景天15g,贯众6g,虎杖6g。

功效:芳香化浊,益气解毒。

适用人群:接触高风险人群。

服用方法:水煎内服,或制成颗粒剂冲服,或代茶饮,一日2~3次。儿童剂量减半。

方解:本方由荆防解毒散、清气饮及五叶芦根汤等名方化裁而来。方中芦根、金银花配伍,取自《顾氏医径》所载荆防解毒散。金银花善清热解毒,芦根清肺利湿,契合病机。藿香、芦根配伍,取自《温热经纬》五叶芦根汤;藿香、金银花配伍取自清代疫病专著《辨疫琐言》所创之清气饮。藿香芳香化湿,《本草正义》载其可"辟秽恶,解时行疫气"。金银花、藿香皆气味芳香,善避秽化浊,以防疫邪侵染。虎杖、贯众利湿清肺,善解疫毒,如《药性论》记载虎杖"压一切热毒",《罗氏会约医镜》载贯众"解时行疫气"。红景天功擅益气清肺,与其他药相配伍,使本方祛邪而不伤正,符合预防之旨。该方诸药合用,共奏芳香化浊、益气解毒之功,适用于患病风险较高的人群。

(2)新冠肺炎预防2号方(芷温颗粒)

组成:金银花10g,芦根15g,白茅根15g,藿香10g,白芷 6g,草果 6g。

功效:化浊和中,利湿解毒。

适用人群:高危人群。

服用方法:水煎内服,或制成颗粒剂冲服,或代茶饮,一日 2~3 次。儿童剂量减半。

方解:本方由清芳透邪汤、五叶芦根汤、清气饮及六和汤等多首治湿温验方化裁而成。方中芦根、白茅根药对,取自俞根初《重订通俗伤寒论》治湿热验方清芳透邪汤。二药性味甘寒,其中芦根透表达邪,白茅根清热利湿,一清一透,清肺利湿而不伤正,宜用于湿热疫病。金银花、藿香配伍,化裁自《辨疫琐言》清气饮;藿香、芦根配伍,源自《温热经纬》五叶芦根汤,方义同"新冠肺炎预防 1 号方",此不赘述。白芷、草果配伍,取自《丹溪心法》六和汤。六和汤本为治疟之方,经过灵活化裁,用这两味药芳香避秽,化湿和中,以预防疫邪。如《应验简便良方》所载辟瘟散,方中亦用草果、白芷,用于治疗瘟疫、四时不正之气。因本方适宜人群的危险程度弱于"新冠肺炎预防 1 号方",目的为未病先防,以避秽而不伤正为首要原则,故而药物组成皆为药食同源之品,性味平和,宜于普通人群预防服用。

2. 调理体质

由于个体体质差异,可造成病毒清除率慢、少量留存、持续存在、间歇排毒等情况。中医体质学认为,通过调整人体的偏颇体质,改变疾病生存的土壤,可减少疾病的发生及恶化。据前期流行病学调查研究[①]，痰湿体质和气虚体质是此次新型冠状病毒肺炎的危险体质，分别占比 50% 与 41.7%，因此可依据体质特征加用调体方药。（详见"第七章　调体预防"部分）

3. 无症状感染，祛邪攻毒，欲病早治

依据国家卫生健康委员会发布的最新版《新型冠状病毒肺炎诊疗方案（试行第七版）》，"无症状感染者"不能算确诊病例，因此，无症状感染者处于已感染病毒而尚未发病的阶段，中医当遵循"欲病早治"原则，在核酸检测筛查出新型冠状病毒阳性，诊断为无症状感染者时，第一时间介入治疗，在无症状感染者医学观察期间，给予单纯中药汤剂／颗粒剂治疗。

推荐使用"截邪抑毒方"。

组成：人参 6g，金银花 10g，黄芩 10g，升麻 10g，贯众 10g。

功效：扶正益气，清热解毒。

用法：水煎内服，一日 2 次，服用 2 周。

方解：人参为补益药物，味甘、微苦，具有补五脏、安精神、除邪气等功效。现代研究表明，人参能提高人体免疫力，促进机体免疫器官发育，促进淋巴细胞的转化，诱导 T 淋巴细胞功能，活化 B 淋巴细胞产生抗体，提高自然杀伤细胞、

[①]　杨家耀，苏文，乔杰，等 .90 例普通型新型冠状病毒肺炎患者中医证候与体质分析 [J/OL]. 中医杂志，2020，61（8）：645-649 [2020-06-05]. http://kns. cnki. net/kcms/detail/11. 2166. R. 20200221. 1513. 004. html.

巨噬细胞活性,促进释放细胞因子,调节体液免疫与细胞免疫平衡,具有广泛的免疫调节功能。金银花性寒味甘,能清热解毒、疏散风热,为中医预防疫病的常用药物。现代研究表明,金银花具有广谱抗菌、抗病毒,以及增强免疫力等作用。南京大学生命科学院的研究团队发现[1],金银花富含MIR2911这一特殊的miRNA,且MIR2911在中药炮制后仍能稳定存在,具有靶向和抑制新型冠状病毒的潜力及广谱抗病毒作用。黄芩性寒味苦,清热燥湿,泻火解毒,常用于肺热咳嗽。现代研究表明,黄芩既具有直接抗病毒作用,又具有调节免疫炎症反应作用;其药用成分黄芩苷可干扰和阻滞病毒的复制,从而发挥抗病毒作用[2]。升麻味辛、微甘,微寒,"主解百毒,辟温疫"(《神农本草经》),清热,凉血,透毒,具有良好的抗病毒作用。贯众味苦,微寒,清热解毒,杀虫止血,常用于瘟疫病的治疗。《本草正义》言:"贯众……时疫盛行,宜浸入水缸中,常饮则不传染,而井中沉一枚,不犯百毒。"现代研究表明[3],绵马贯众素ABBA可显著提高感染流感病毒小鼠的存活率,可减轻感染H_5N_1病毒小鼠的

---

[1] 王琦,谷晓红,刘清泉.新型冠状病毒肺炎中医诊疗手册[M].北京:中国中医药出版社,2020:29.

[2] 王津燕.中药黄芩药理作用的研究进展[J].内蒙古中医药,2020,39(2):167-168.
刘畅,闫艳韬,郎爽,等.中药抗流感病毒研究进展[J].现代中药研究与实践,2018,32(3):82-86.

[3] Ou CB,Zhang Q,Gao ZP,et al.Dryocrassin ABBA,a novel active substance for use against mantadine-resistant H5N1 avian influenza virus [J].Frontiers in Microbiology,2016,7(6):1464.

肺部炎症。

二、环境防控

环境防控是通过消毒、通风、熏蒸等手段，净化环境，使病毒无所依附，切断传播途径的方法。环境防控包括对居住大环境和人体周身小环境的双层防控。

环境防控的手段便于推广实施，适用于群体的干预。

1. 空气环境

推荐使用外用防疫避秽方

组成：藿香 20g，制苍术 20g，石菖蒲 15g，草果 10g，白芷 12g，艾叶 10g，苏叶 15g，贯众 20g。

功效：燥湿化浊，芳香避秽。

适用人群：普通人群、高危人群。

用法：可按本处方研末制成香囊贴或香囊佩戴。或研极细末分装于 150~200ml 大小的玻璃瓶内，平时把瓶盖盖严，用时打开嗅鼻，一日 3 次，每次 5 秒。或研极细末制成缓释香薰，置于教室、办公室、汽车等地。

方解：藿香芳香行散，能化湿浊，《本草正义》言其"芳香而不嫌其猛烈，温煦而不偏于燥热，能祛除阴霾湿邪"；其提取物具有较好的抑制细菌、真菌以及病毒的效果。制苍术燥湿健脾，芳香避秽，对脾虚导致的免疫功能低下有较好的治疗作用，具有抗病毒、抗菌作用。石菖蒲芳香化浊，开窍豁痰，醒神益智,可调节机体神经和免疫功能状态,具有抗炎抑菌的作用。白芷"色白味辛"(《本草纲目》),性温气厚,助苍术燥湿化浊,有很强的解热、镇痛、抗炎、抗菌作用。草果辛香宣透,燥湿温中,除痰截疟,《温疫论》谓其"辛烈气雄,除伏邪盘踞",药食同源,既能抗菌,又能调节肠道功能。艾叶苦辛性温,芳香温散,《本草从新》谓其"能透诸经而除百病",辅藿香芳香避疫;其挥发油成分具有平喘抑菌的功效,对机体的非特异性免疫、细胞免疫和体液免疫有广泛的影响。苏叶外散风寒,其性发散,助藿香、白芷、草果芳香外散,驱逐秽浊疫毒之邪,是为佐助,可用于治疗流感病毒引起的风寒感冒、高热等,对肺组织和支气管有明显的保护作用,具有抗菌、抗炎作用。贯众清热解毒,性寒凉,入温热之剂,是为反佐。全方8味药,利用芳香药物"通经走络、开窍透骨"的特点,通过口鼻吸入,疏通脏腑经络体系,对人体进行整体调节,从而发挥避秽解毒、防御疾病的功效。同时,形成不利于病毒传播的空气环境,达到避瘟的作用,从而达到保护易感人群的目的。

程京院士团队针对国家和地方推荐的135个新型冠状病毒肺炎治疗方剂开展体外干预免疫细胞(巨噬细胞)实验,进行基因测序,筛选冠状病毒相关的免疫通路,分析发现王琦新冠肺炎防疫外用方(处方:藿香20g,制苍术20g,石菖蒲15g,草果10g,白芷12g,艾叶10g,苏叶15g,贯众20g)可抑制冠状病毒相关免疫炎症通路,具有显著抑制免疫过激的作用,是135首方剂中抑制免疫炎症反应(细胞因子风暴)

效果最明显的方剂之一。

2. 食物环境

推荐使用海鲜解毒配方。

组方：苏叶 15g，藿香 10g，生姜 10g。

功效：解鱼蟹毒，芳香避秽。

适用人群：普通人群、高危人群。

用法：将上述中药放入高度白酒中浸泡 7 天，每次服用 10~20ml；或在沸水中浸泡 10 分钟以上，代茶饮，进食海鲜时或食用后饮用。亦可在烹饪海鲜时配用。

方解：方中苏叶辛温而芳香，具有解鱼蟹毒、行气和胃、芳香避秽的作用。《药性本草》载苏叶"以生食作羹，杀一切鱼肉毒"。生姜温中止呕，解鱼蟹毒，《日用本草》云其"解臭秽，解菌蕈诸物毒"，与苏叶配用，可加强解鱼蟹毒之功。藿香芳香化湿，和胃止呕，配苏叶，则芳香避秽之功相得益彰。诸药配用，既能解鱼蟹毒，又可芳香避秽，起到食用可能被疫毒污染的食物后预防感染的作用。

3. 口腔黏膜微环境

推荐使用外用中药防疫抑菌喷剂。

组方：鹅不食草 20g，薄荷 12g，苏叶 15g，艾叶 15g。

功效：通窍解毒，芳香避秽。

适用人群：高危人群。

用法：直接喷于局部易感部位（如皮肤、黏膜等），一日

3~5 次,每次适量。或制成滴鼻液滴鼻,一日 3~5 次,每次 2~3 滴。

方解:本方通窍解毒,芳香避秽。鹅不食草味辛性温,具有发散风寒、通鼻窍、止咳的作用,且其挥发油对急慢性炎症及炎症介质有明显抑制作用。薄荷味辛性凉,疏风散热,避秽解毒,通过调节炎性细胞分泌因子和介质的水平而发挥抗炎作用。苏叶发表散寒,性发散,可驱逐秽浊疫毒之邪,用于治疗流感病毒引起的风寒感冒、高热等,对肺组织和支气管有明显保护作用,具有抗菌、抗炎作用。艾叶苦辛性温,芳香温散,且其挥发油具有平喘抑菌的功效,对机体的非特异性免疫、细胞免疫和体液免疫有广泛的影响。全方 4 味药物,均气味芳香,具有抗菌抗炎功能,外用于黏膜处,降低口鼻黏膜接触病毒的危险,可以起到驱疫避瘟的保护作用。

三、主动防御结合环境防控

如前所述,中医药具有多元化防疫手段,不仅可以通过内服中药进行主动防御,提高人体正气,还可以通过净化空气环境,使病毒无所依附。《神农本草经百种录》记载:"香者气之正,正气盛则自能除邪辟秽也。"芳香中药化湿、避秽,一方面可以通过吸入挥发类物质,刺激血清免疫球蛋白 A (IgA)、免疫球蛋白 G(IgG)水平升高,提高机体免疫力;另一方面可以改变环境中的空气状态,使病毒不适宜生存与传播。可制作中药香囊,用于流动人群佩戴;或制作中药精油、熏蒸液及空气清新剂等,用于人群聚集场所的环境消毒。因此,中医药预防瘟疫,应内服、外用方药联合个性化调体用药,形成调体和防病相结合的方案,从而提高预防的效果。

第四章

高危人群与普通人群防护

由于职业不同、工作环境不同,不同人群暴露风险不同,因此复工复产的防护方案也有所不同。我们依据暴露风险不同,进行有差别、个性化的方案制订,做到准确防护、适度防护。具体分为高危人群和普通人群进行论述。

一、高危人群的防护

高危人群可分为密接高危人群和潜在高危人群。

1. 密接高危人群的防护

(1) 定义:密接高危人群特指未采取有效防护措施的情况下,与疑似病例或确诊病例或无症状感染者近距离接触的人员,如共同居住、学习、工作,或其他有密切接触的人员;诊疗、护理、探视病例的医护人员、家属或其他有类似近距离接触的人员;乘坐同一交通工具并有近距离接触人员;以及现场调查人员调查后经评估认为其他符合密切接触者判定标准的人员。具体参考中国疾病预防控制中心和各地疾控部门的判定结果。

(2)密接高危人群防疫目标和防疫包组成

防疫目标:避疫驱邪。

防疫包组成:新冠肺炎预防1号方(内服)+ 外用防疫避秽方联合中药防疫抑菌喷剂(外用)+ 穴位调理(推荐穴位:气海、关元、丰隆、足三里)。

(3)密接高危人群防护操作方法

1)中药内服方法

组成:芦根15g,金银花10g,藿香10g,红景天15g,贯众6g,虎杖6g,葛根10g,升麻10g。

功效:芳香化浊,益气解毒。

服用方法:水煎内服,或制成颗粒剂冲服,或代茶饮,一日2~3次。儿童剂量减半。

2)外用防疫避秽方使用方法

组成:藿香20g,制苍术20g,石菖蒲15g,草果10g,白芷12g,艾叶10g,苏叶15g,贯众20g。

用法:

方法一:将"外用防疫避秽方"研末制成香囊或香囊贴,挂于胸前或贴于衣领处,每天拿起鼻嗅,一日3次,每次5秒。

方法二:研极细末分装于150~200ml大小的玻璃瓶内,平时把瓶盖盖严,用时打开嗅鼻,一日3次,每次5秒。

方法三:在工作坏境和家中,水煎室内熏蒸;或制成中草药熏蒸液喷洒;或制作成缓释香薰;或制作成空气清新剂、中药香喷净化、空气净化器中药防疫过滤包(或滤芯)使用。

○　注意事项:对于中药香囊或香薰,过敏体质、小儿或哮喘患者慎用。

3) 中药防疫抑菌喷剂使用方法

组方:鹅不食草 20g,野菊花 12g,金银花 15g,薄荷 12g。

使用方法:将"中药防疫抑菌喷剂"直接喷于局部易感部位(如皮肤、黏膜等),一日 3~5 次,每次适量。或制成滴鼻液滴鼻,一日 3~5 次,每次 2~3 滴。

4)穴位按摩、艾灸方法

推荐穴位:气海、关元、丰隆、足三里。

功效:强身健体,化痰祛湿。

穴位定位:

气海:位于下腹部,前正中线上,当脐中下 1.5 寸(图 1)。

关元:位于下腹部,前正中线上,当脐中下 3 寸(图 1)。

丰隆:位于小腿前外侧,当外踝尖上 8 寸,条口外,距胫骨前缘 2 横指处(图 2)。

足三里:位于小腿前外侧,当犊鼻下 3 寸,距胫骨前缘 1 横指(中指)(图 2)。

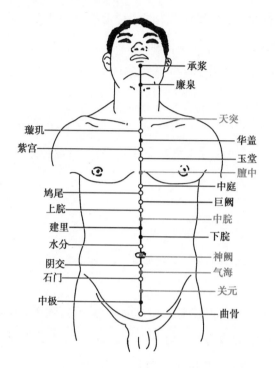

图 1　气海、关元、中脘、膻中、天突、神阙穴位示意图

操作：用掌根或指腹着力于气海、关元、丰隆、足三里等穴位，做轻柔缓和的环旋活动，每个穴位按揉 2~3 分钟，每天操作 1~2 次。或可以采用艾条温和灸，增加温阳益气的作用。点燃艾条或借助温灸盒，对穴位进行温灸，每次 10 分钟。温和灸可每周操作 1 次。

穴位功效分析：气海穴是任脉穴位，为诸气之海，有大补元气的作用。关元穴为足三阴经与任脉之会，为养生保健、强壮体质的要穴。丰隆穴属于足阳明胃经，是胃经的络穴，又联络脾经，具有很好的化痰除湿作用。足三里穴属于足阳

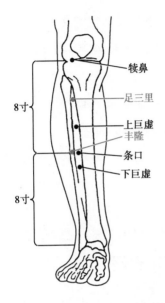

图2　丰隆、足三里穴位示意图

明胃经,具有健脾助运的作用,为强壮要穴,可防治多种疾病。经常按摩以上穴位,可以强身健体、化痰祛湿。

2. 潜在高危人群的防护

(1)定义:潜在高危人群特指所处地区风险程度较高、职业暴露风险较高、工作环境人员密集度高、工作环境密闭的人员。如所在地区为高风险或中风险地区的人员;医护人员;外卖、快递行业人员;公共交通工作人员;商超工作人员;其他任何因工作或其他原因接触人多且杂,办公环境密闭的人员。

(2)潜在高危人群防疫目标和防疫包组成

防疫目标:避疫扶正。

防疫包组成:新冠肺炎预防 2 号方(内服)+ 外用防疫避秽方或中药防疫抑菌喷剂(外用)+ 穴位调理(推荐穴位:丰隆、足三里)。

(3)潜在高危人群防护操作方法

1)内服新冠肺炎预防 2 号方

组成:金银花 10g,芦根 15g,白茅根 15g,藿香 10g,白芷 6g,草果 6g。

功效:化浊和中,利湿解毒。

服用方法:水煎内服,或制成颗粒剂冲服,或代茶饮,一日 2~3 次。儿童剂量减半。

2)外用防疫避秽方使用方法

组成:藿香 20g,制苍术 20g,石菖蒲 15g,草果 10g,白芷 12g,艾叶 10g,苏叶 15g,贯众 20g。

使用方法:

方法一:将"外用防疫避秽方"研末制成香囊或香囊贴,挂于胸前或贴于衣领处,每天拿起鼻嗅,一日 3 次,每次 5 秒。

方法二:研极细末分装于 150~200ml 大小的玻璃瓶内,平时把瓶盖盖严,用时打开嗅鼻,一日 3 次,每次 5 秒。

3)中药防疫抑菌喷剂使用方法:同密接高危人群。

4)穴位按摩、艾灸方法

推荐穴位:丰隆、足三里。

功效:健脾化痰祛湿。

穴位定位:见密接高危人群。

操作：用拇指指腹着力于丰隆、足三里等穴位，做轻柔缓和的环旋活动，每个穴位按揉 2~3 分钟，每天操作 1~2 次。或可以采用艾条温和灸，增加温阳益气的作用。点燃艾条或借助温灸盒，对穴位进行温灸，每次 10 分钟。温和灸可每周操作 1 次。

穴位功效分析：因该类人群与密接高危人群相比，风险程度略低，因此选穴时，强壮穴位有所减少，仅保留常用强壮穴足三里，同时配伍具有化痰除湿效果的丰隆穴。

二、普通人群的防护

1. 定义

普通人群指无特别暴露风险的人群，平日接触人员危险度不高且相对固定、流动性不强、办公环境通风。

2. 普通人群防疫目标和防疫包组成

防疫目标：避疫扶正。

防疫包组成：外用中草药香囊或中药防疫抑菌喷剂（外用）+ 穴位调理（推荐穴位：足三里）。

3. 普通人群防护操作方法

（1）外用防疫避秽方使用方法：将"外用防疫避秽方"研末制成香囊或香囊贴，挂于胸前或贴于衣领处，每天拿起鼻嗅,鼻嗅频率可较高危人群适当减少,一日1次,每次5秒。

(2)中药防疫抑菌喷剂使用方法:同高危人群,喷鼻频率和时间可适当减少。

以上2种方法选其一即可。

(3)穴位按摩、艾灸方法

推荐穴位:足三里。

功效:强身健体。

穴位定位:见密接高危人群。

操作:见密接高危人群。

穴位功效分析:普通人群风险较低,仅推荐选用足三里穴进行日常保健。

第五章

居家、社区和办公场所防护

新型冠状病毒肺炎发生以后，长期居家成为很多人的生活状态，社区管控也上升到很重要的地位。复工复产以后，办公场所防护则变得尤为重要。在做好相应场所的物资储备、环境卫生、体温监测、个人卫生、饮食起居等基础防护[①]的同时，有针对性地开展中医药防护工作，可提高防控效果，充分发挥中医药在疫情防控中的作用。

一、居 家 防 护

1. 良好的居家环境

在居家环境日常清洁、注意消毒、开窗通风的同时，可配

---

① 疾病预防控制局.关于印发重点场所重点单位重点人群新冠肺炎疫情防控相关防控技术指南的通知[EB/OL].(2020-03-04)[2020-06-04].http://www.nhc.gov.cn/xcs/zhengcwj/202004/b90add4a70d042308b8c3d4276ec76a7.shtml.

合中药熏蒸进行居家防护。

（1）外用防疫避秽方使用方法

组成：藿香20g，制苍术20g，石菖蒲15g，草果10g，白芷12g，艾叶10g，苏叶15g，贯众20g。

功效：燥湿化浊，芳香避秽。

用法：研极细末制成缓释香薰，置于室内；或将其药物水煎，在居住室内熏蒸。

（2）艾灸方法：在每个面积大于15m² 小于30m²的房间内，将2根艾条置于小盘内（每根2~3cm），同时点燃，关闭门窗燃熏60分钟（注意用火安全），然后开窗通风即可。

2. 健康的起居

中医认为，舒适的起居环境，健康的起居生活，规律的起居习惯，以及良好的睡眠质量，对提升自身抵抗力具有重要的作用。

（1）保持起居环境良好的通风、光照，居室卫生健康，经常晒洗被褥。

（2）保持良好的日常作息和生活习惯，不要轻易打乱或改变。

（3）保证规律、充足的睡眠，不熬夜、不贪睡，提高睡眠质量。

（4）根据季节、气候等环境因素，适当调整自己的起居节律，以适应季节、气候的变化。

（5）若睡眠不佳，则可以食用助眠的食物，如莲子、百合、大枣、蜂蜜、桂圆、牛奶、木耳等,以养心安神助眠,也可配合药膳,甚至药物,以促进睡眠,保证充足的睡眠时间和良好的睡眠质量。

3. 合理的饮食

清淡营养:饮食应当避免肥甘厚腻,避免摄入过多热量、脂肪、糖、盐等,防止增加胃肠道、心血管等系统的负担;同时应当种类多样,营养丰富,保证人体所需营养的摄入。总之,应当清淡、营养。

合理搭配:对于日常饮食,应当科学搭配,结构合理,以更好地保证身体健康。①营养搭配:保证日常饮食丰富多样,科学搭配饮食结构,保证每种营养的合理摄入。②五味相应:中医所讲五味为饮食中的酸、苦、甘、辛、咸5种气味,不同气味的食物作用不同、补益脏腑不同。每种气味的食物摄入太过或不足,都会引起脏腑功能的相应问题,如《黄帝内经》说:"阴之所生,本在五味。阴之五宫,伤在五味。"合理的五味饮食,可以补益脏腑、增强人体功能和身体抵抗力。③寒温适宜:一是食物的温度,应保持饮食不要过热过冷,少食过烫的食物和冰冻寒凉的食物,以保持机体良好的状态;二是食物的寒热温凉属性,普通人群应当选择一些属性较为平和的食物,不应过多食用大热或大寒的食物。④人群搭配:不同的人群需要不同的饮食搭配,在一般饮食原则指导选择的同时,充分考虑老年人、孕妇、儿童、合并基础疾病等特殊人群,进行个性化的饮食搭配。⑤体质所需：不同的体质，对饮食的需求不同，因此需要不同的搭配原则，如气虚质者需注重补气，阳虚质者注重温阳，阴虚质者注重养阴，痰湿质者注重化痰祛湿，湿热质者注重清热利湿，血瘀质者注重活血化瘀，气郁质者理气解郁等。

健康有节：①饮食健康清洁。保证饮食的清洁、煮熟，不吃不干净的食物，不吃生食，接触生食生肉后注意洗手。②有节制。根据自己的食量和营养需求，合理进食，不过饥过饱，不暴饮暴食。③有节律。日常饮食应当有一定的节律，在相对固定的时间进食，每天的早上 7—9 时、中午 11—13 时、晚上 17—19 时为较好的进食时间，特殊人群还应考虑少食多餐、中间加餐等饮食方式。

顺应四时：人体养生，需顺应四时的节气规律。根据不同季节节气，选择不同的日常饮食，多以时令蔬菜水果为宜。①春宜多食具有清解滋养作用的食物和蔬菜，如菠菜、芹菜、春笋、荠菜等，不宜多吃酸性食物。②夏宜选择清淡爽口，具有清热祛暑功效的食物，宜多食新鲜水果，如西瓜、番茄、菠萝等，其他清凉生津食品，如金银花、菊花、鲜芦根、绿豆、冬瓜、苦瓜、黄瓜、生菜、豆芽、鲜藕、丝瓜等均可酌情食用。应少吃油腻食物，避免贪凉饮冷及过食生冷。③长夏宜选用茯苓、藿香、山药、莲子、薏苡仁、红小豆、扁豆、丝瓜等利湿健脾之品，不宜进食滋腻碍胃的食物。④秋宜选用寒温偏性不明显的平性药食。同时，宜食用濡润滋阴之品以保护阴津，如百合、蜂蜜、玉竹、梨、莲子、阿胶、甘草等。

⑤冬宜选用温补之品,如生姜、肉桂、羊肉等,应少食生冷及寒性食物。

4. 积极的情志防护

首先要减少对不良事件的过多关注,多关注积极事件,缓解心理压力,改善情绪;通过情志相胜法、中医认知疗法、中医行为疗法、五行音乐疗法等多种方法调节情志,还可以采用移情易性、劳逸相宜、顺应四时、辨调体质、关注饮食等多种方法进行情志调节防护。在积极调整的同时,也要告诉自己接受事实、接纳情绪,必要时可积极寻求家庭、亲人、朋友或社会的帮助。

5. 提升自身抵抗力

(1)穴位按摩:对人体具有强身健体作用的保健穴位,经常按摩、施灸等,可以增强人体的正气,提高人体抵抗力,以达到防病却疾的目的。

穴位:选择关元(图1)、命门(图3)、气海(图1)、足三里(图2)等。

功用:补气温阳,扶正固本。

操作:

方法一:搓掌心,按摩相应穴位。

方法二:贴敷暖宝宝、粗盐包热熨。

方法三:在足三里穴位处点按。

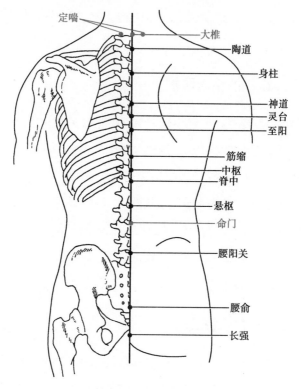

图 3　命门、大椎、定喘穴位示意图

注意事项:请在温暖环境中进行,避免受寒;防止烫伤。如条件允许,也可采用温和灸等艾灸方法。

(2) 经穴推拿

经穴:选择上肢肺经、心经及膝以下脾经、胃经的经穴。

操作:采用点法、揉法、按法,或揉按、拍打、叩击等方法,每次操作 15~20 分钟,以局部有酸胀感为宜。

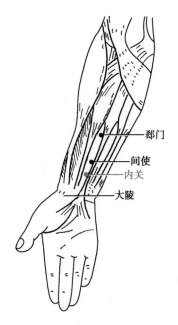

图4　内关穴位示意图

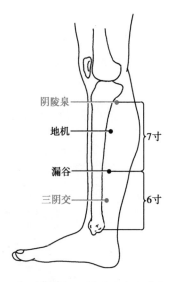

图5　三阴交、阴陵泉穴位示意图

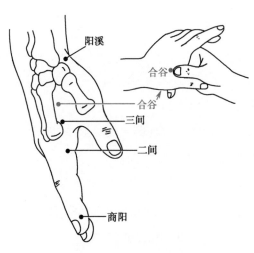

图6　合谷穴位示意图

（3）艾灸疗法

穴位：选择足三里（图2）、内关（图4）、合谷（图6）、气海（图1）、关元（图1）、三阴交（图5）等。

操作：每个穴位灸10分钟左右。

◎　注意事项：应在专业医师指导下进行。

（4）穴位贴敷

穴位：选择足三里（图2）、内关（图4）、气海（图1）、关元（图1）、肺俞（图7）、风门（图7）、脾俞（图7）、大椎（图3）等穴。

操作：用灸热贴或代温灸膏贴敷。

◎　注意事项：应在专业医师指导下进行。

（5）中药足浴

组成：荆芥、艾叶、薄荷、鱼腥草、大青叶、佩兰、石菖蒲、辣蓼草、郁金、丁香各15g，冰片3g。

功用：疏风清热祛邪。

用法：将中药熬成药汁倒入足浴盆中，加适量温水，待水温38~45℃，泡足30分钟左右。

（6）香囊佩戴

组成：藿香20g，制苍术20g，石菖蒲15g，草果10g，白芷12g，艾叶10g，苏叶15g，贯众20g。

功效：燥湿化浊，芳香避秽。

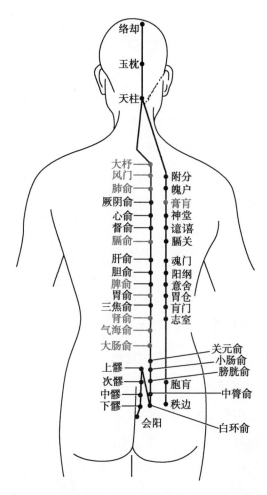

图7 大杼、风门、肺俞、膈俞、脾俞、肾俞、气海俞、大肠俞、膏肓穴位示意图

用法:可按本处方研末制成香囊贴或香囊佩戴。或研极细末分装于150~200ml大小的玻璃瓶内,平时把瓶盖盖严,用时打开嗅鼻,一日3次,每次5秒。

二、社区防护

社区在做好良好的卫生环境保障和日常消杀的同时,可倡导和督促居民参加强身健体、传统功法学习,按照不同年龄,结合个人爱好,选择易筋经、太极拳、八段锦、五禽戏等。每日 1 次,每次 15~30 分钟。科学的强身功法可增加人体抵抗力,促进疾病康复。

三、办公场所防护

1. 办公环境

在日常消毒的基础上,可使用中药熏蒸或烟熏的方法对办公环境进行消毒。

(1) 外用防疫避秽方使用方法

组成:藿香 20g,制苍术 20g,石菖蒲 15g,草果 10g,白芷 12g,艾叶 10g,苏叶 15g,贯众 20g。

功效:燥湿化浊,芳香避秽。

用法:将药物水煎,在居室内熏蒸,或研极细末制成缓释香薰。

(2) 艾灸方法:在每个面积大于 $15m^2$ 小于 $30m^2$ 的房间内,将 2 根艾条置于小盘内(每根 2~3cm),同时点燃,关闭门窗燃熏 60 分钟(注意用火安全),然后开窗通风即可。

2. 工位环境

保持工位环境卫生清洁,做到垃圾日清,工位配备消毒物品,可在工位悬挂中药香囊。

第六章

恢复期预防复发

一、恢复期特征

恢复期是指患者的疫毒邪气已基本祛除,正气尚未完全恢复的愈后阶段。患者热退进入恢复期后常见憋气、气短出汗、语言无力或干咳、呛咳、精力疲惫、食欲差等一系列虚弱表现,以及不同程度的失眠、焦虑等精神心理问题,有些患者肺部阴影还没有完全吸收,有时还有撤用激素的症状[①]。

二、预防原则

扶正为主,兼顾余邪;分级管理,综合调护;促进康复,防止复发。恢复期用药注意防止过早单用峻补药物,恐炉烟虽

---

① 王琦,谷晓红,刘清泉.新型冠状病毒肺炎中医诊疗手册[M].北京:中国中医药出版社,2020:23.

熄,灰中有火;且忌过用苦寒,恐损伤阳气。

三、预防手段

1. 推荐中药[①]

针对有临床症状伴或不伴肺部阴影、无明显症状但肺部阴影未完全吸收者,需辨证治疗。

(1)肺脾气虚证

[症状]咳嗽,咯痰清稀,气短,神疲乏力,腹胀,纳呆,便溏,舌淡,苔白滑,脉弱。

[病机]肺脾气虚,津液失布。

[治法]补脾益肺,培土生金。

[方药]黄芪六君子汤加减。

[推荐处方]党参10g,生黄芪15g,炒白术10g,茯苓10g,陈皮10g,清半夏6g,桔梗6g,苏梗10g,炙甘草6g。

[加减]自汗加麻黄根10g、浮小麦30g、煅牡蛎30g固涩止汗;纳差明显加焦三仙各15g、鸡内金10g健胃消食;痰多色白喘息者加白芥子6g、莱菔子15g燥湿化痰;痰多色黄加瓜蒌皮10g、酒黄芩10g、浙贝母10g清热化痰;兼脾肾阳虚者加干姜10g、炮附子6g温补脾肾等。

[①] 北京市中医管理局.北京市新型冠状病毒肺炎恢复期中医康复指导建议(试行)[EB/OL].(2020-03-13)[2020-06-05]http://zyj.beijing.gov.cn/sy/tzgg/202003/t20200314_1706179.html.

［推荐中成药］可辨证选用六君子丸、香砂六君子丸、玉屏风散、参苓白术丸、补中益气丸、附子理中丸等,兼肝郁者选用逍遥丸、加味逍遥丸等。

(2) 肺胃阴虚证

［症状］干咳,少痰,口燥咽干,胃脘嘈杂或痞胀不舒,大便干,舌红少苔,脉细数。

［病机］肺胃阴虚,肺失清肃。

［治法］养阴润肺,益胃生津。

［方药］沙参麦冬汤加减。

［推荐处方］北沙参 10g,麦冬 10g,玉竹 10g,芦根 15g,桑叶 10g,桑白皮 15g,川贝母 3g,紫菀 10g,炙甘草 3g。

［加减］潮热加银柴胡 12g、功劳叶 15g 以清虚热;便秘加玄参 30g、生地 15g、火麻仁 30g 润肠通便;痰中带血加紫珠草 10g、仙鹤草 30g、白茅根 15g、藕节炭 10g 清热止血。

［推荐中成药］可辨证选用生脉饮口服液、百合固金丸、麦味地黄丸、秋梨膏等。

(3) 余邪未尽,气阴两伤证

［症状］咳嗽,痰少而黏,低热多汗,口干喜饮,乏力失眠,舌红苔少,脉虚数。

［病机］余邪未尽,气阴两伤。

［治法］益气养阴,清热和胃。

［方药］竹叶石膏汤加减。

［推荐处方］党参 10g,麦冬 10g,五味子 6g,茯苓 10g,

竹叶 10g、生石膏 30g（先煎）、清半夏 6g、陈皮 10g、炒杏仁 10g、桔梗 6g、仙鹤草 20g、桑白皮 15g、炙甘草 3g。

［加减］低热者，加功劳叶 15g、青蒿 15g 清退虚热；津伤严重，胃阴不足者，加沙参 15g、石斛 10g 养阴益胃；热邪留恋者，加连翘 15g、芦根 15g 清透余热。

患者恢复期肺 CT 显示肺内阴影或间质改变未完全吸收，当加入软坚散结、祛瘀通络药物，如玄参 10g、浙贝母 15g、生牡蛎 30g、红景天 10g、郁金 10g、丹皮 10g 等。

［推荐中成药］可辨证选用养阴清肺丸、补肺丸、润肺膏、金水宝胶囊（片）、百令胶囊（片）等；肺部炎症吸收不良或有机化表现者，随证加用补肺活血胶囊、丹七片、血府逐瘀口服液（胶囊）等。

2. 中医适宜技术 [①]

针对无明显症状，且肺部影像学复查正常者，无须服用药物，可采用非药物疗法康复治疗，定期随诊。

（1）针灸疗法

操作方法及频次：毫针每日或隔日 1 次，每次留针 10~25 分钟。或穴位艾灸早晚各 1 次，每次 20 分钟。

---

① 国家卫生健康委员会，国家中医药管理局. 新型冠状病毒肺炎恢复期中医康复指导建议（试行）［EB/OL］.(2020-02-22)［2020-06-05］http://www.gov.cn/zhengce/zhengceku/2020/02/24/content_5482544.htm.
北京市中医管理局. 北京市新型冠状病毒肺炎恢复期中医康复指导建议（试行）［EB/OL］.(2020-03-13)［2020-06-05］http://zyj.beijing.gov.cn/sy/tzgg/202003/t20200314_1706179.html.

常用选穴：太渊(图8)、曲池(图9)、肺俞(图7)、足三里(图2)、阴陵泉(图5)、关元(图1)等。

随症配穴：乏力、怕冷、舌淡者，可加膈俞、肾俞、大肠俞(图7)；食欲差、大便稀溏、舌淡者，可加中脘(图1)、天枢(图10)；咳嗽、咳痰、舌淡者，可加大椎或定喘(图3)、膏肓(图7)等。

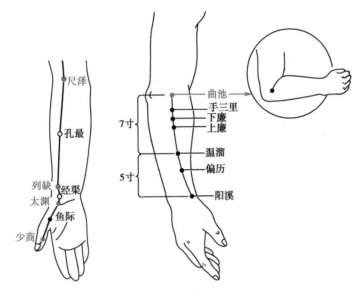

图8　太渊、列缺、尺泽、少商穴位示意图　　图9　曲池穴位示意图

膏肓、肺俞、膈俞等穴局部肌肉较薄，注意规范操作，避免引起气胸。

(2) 经穴推拿

穴位：按摩太渊(图8)、膻中(图1)、中府(图11)、肺俞、肾俞、大肠俞(图7)、列缺(图8)、中脘(图1)、足三里(图2)等。咳嗽、咽痒、干咳者，可加少商、尺泽(图8)等。

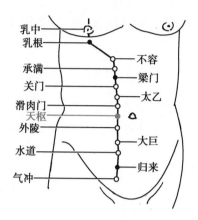

图 10　天枢穴位示意图

经络:推拿手太阴肺经、手阳明大肠经、足阳明胃经、足太阴脾经、任脉、督脉等。

对症治疗:①咳嗽为主者,取天突(胸骨上窝正中,图 1)、膻中(正中线平第 4 肋间隙,图 1)、内关(腕横纹上 2 寸,掌长肌肌腱与桡侧腕屈肌肌腱中点,图 4)进行点按,用拇指指腹前缘点

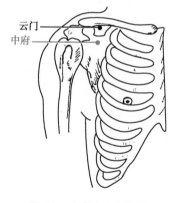

图 11　中府穴位示意图

压穴位,点按 9 秒后保持点按力度不变,按顺时针方向揉 9 次,逆时针方向揉 9 次,再顺时针,共 36 次,每日 1 次。②乏力为主者,沿双侧膀胱经从大杼(第 1 胸椎棘突下旁开 1.5 寸)至肾俞(第 2 腰椎棘突旁开 1.5 寸)共 26 个穴位(图 7)进行点按,隔日 1 次。用拇指指腹前缘点压穴位,点按 9 秒后保持点按力度不变,按顺时针方向揉 9 次,逆时针方向揉 9 次,再顺时针,共 36 次。

(3) 耳穴压豆

常用选穴:肺、平喘、神门、大肠、内分泌等。

操作方法:可选王不留行取穴贴压,每日用手指轻压1~2分钟,每3天更换。

(4) 穴位贴敷法

药物:可选白芥子、细辛、川芎、苍术等研磨成细粉,制作成药饼进行贴敷。每日1次,每次4~6个小时。

常用选穴:肺俞(图7)、定喘(图3)、膏肓(图7)、膻中(图1)、丰隆(图2)等。

> 禁忌:孕妇、咯血、皮肤破溃或皮肤过敏、瘢痕体质患者禁用。

(5) 刮痧

操作:可选手太阴肺经、手阳明大肠经、足太阳膀胱经等,拿取刮痧板蘸取刮痧油,在确定的体表部位自上而下或从正中向两侧自内而外单向刮动,逐渐加重,刮时力量要均匀,采用腕力,刮10~20次为宜,以出现紫红色斑点或斑块为度。刮痧时间约20分钟,或以患者能耐受为度。

> 注意事项:余邪未尽,气阴两伤者,不建议刮痧。

(6) 拔罐

推荐穴位:双侧风门(第2胸椎棘突下旁开1.5寸,图7)、肺俞(第 3 胸椎棘突下旁开 1.5 寸,图 7)、双侧膈俞(第 7 胸椎棘突下旁开 1.5 寸,图 7)、气海俞(第 3 腰椎棘突下旁开 1.5 寸,图 7)、双侧足三里[髌骨下缘下 3 寸,距胫骨前缘 1 横指(中指),图 2]。

根据咳嗽、乏力等不同症状选取穴位,留罐 5~10 分钟,1 周可以做 2~3 次。

> ◌　注:中药和中医适宜技术应在专业医师指导下使用。

3. 膳食指导

总体建议:膳食平衡、食物多样、注重饮水、通利二便,并注重开胃、利肺、安神、通便。饮食以清淡为宜。瘥后舌苔逐渐干净,小便由黄变清后,可以逐渐进谷类食物,粥糊由稀到稠逐渐增加,也可以用荷叶、竹叶、芦根煮水熬粥或藕粉糊,既可以化湿又可清火消痰养胃。随后可以加容易消化的富含蛋白质的鲫鱼汤等。脾胃虚弱者,可用薏苡仁、莲子、芡实煮粥,健脾祛湿。凡各种瓜果生冷(冰伏脾胃)、辛辣肥甘厚味(碍胃助胃火)及不易消化的食物均属禁忌,以免"食复"[1]。

---

[1]　国家卫生健康委员会,国家中医药管理局.新型冠状病毒肺炎恢复期中医康复指导建议(试行)[EB/OL].(2020-02-22)[2020-06-05]http://www.gov.cn/zhengce/zhengceku/2020/02/24/content_5482544.htm.
北京市中医管理局.北京市新型冠状病毒肺炎恢复期中医康复指导建议(试行)[EB/OL].(2020-03-13)[2020-06-05]http://zyj.beijing.gov.cn/sy/tzgg/202003/t20200314_1706179.html.

根据食物属性和患者情况,进行分类指导:

(1) 有怕冷、胃凉等症状的,推荐生姜、葱、芥菜、芫荽等。

(2) 有咽干、口干、心烦等症状的,推荐绿茶、豆豉、杨桃等。

(3) 有咳嗽、咯痰等症状的,推荐梨、百合、落花生、杏仁、白果、乌梅、小白菜、橘皮、紫苏等。

(4) 有食欲不振、腹胀等症状的,推荐山楂、山药、白扁豆、茯苓、葛根、莱菔子、砂仁等。

(5) 有便秘等症状的,推荐蜂蜜、香蕉、火麻仁等。

(6) 有失眠等症状的,推荐酸枣仁、柏子仁等。

[推荐药膳]①

(1) 山芪莲实排骨汤

组成:怀山药、莲子、芡实各 30g,生黄芪 15g,猪排骨 500g。

功效:健脾益肺,祛湿化痰。

(2) 扁豆薏米猪肉汤

组成:扁豆 10g,薏苡仁 10g,怀山药 15g,猪肉 250g。

功效:健脾祛湿,养阴润燥。

(3) 和中化湿汤

组成:薏苡仁 30g,陈皮 12g,瘦肉 100g。

---

① 贵州省中医药管理局.贵州省新型冠状病毒肺炎恢复期中医康复方案[EB/OL].(2020-03-17) [2020-06-05]http://atcm.guizhou.gov.cn/xwzx/tzgg/202003/t20200317_55282940.html.

功效:健脾益气,和中化湿。

(4) 参芪土鸡汤

组成:党参 15g,生黄芪 30g,银耳 50g,香菇 30g,母鸡 1 只(约 1 250g)。

功效:健脾补肺,益气固表。

(5) 祛湿醒脾汤

组成:黄豆、黑豆各 50g,瘦肉 250g,陈皮 10g,生姜 30g。

功效:健脾化湿,理气散寒。

(6) 百合莲子粥

组成:百合、莲子各 30g,红枣 10g,大米 200g。

功效:健脾益气,养阴润肺。

(7) 黄芪杞子粥

组成:黄芪、枸杞子各 30g,大米 200g。

功效:补脾益肺,养血生津。

(8) 薏米红豆粥

组成:薏苡仁、红豆各 20g,红枣 10g。

功效:清热,健脾化湿。

(9) 陈皮核桃粥

组成:陈皮 15g,核桃仁 60g,大米 200g。

功效:健脾益肾,理气和中。

(10) 山药红枣粥

组成:怀山药 30g,红枣 10g,大米 200g。

功效:补脾益肺,养胃生津。

[茶饮疗法]①

（1）补气茶

组成:炙黄芪 10g,桂枝 6g,生姜 3g,甘草 1g。

（2）理气茶

肺脾气虚:佛手 5g,陈皮 6g,玫瑰花 3g。

气阴两虚:罗汉果 2g,陈皮 6g,绿梅花 3g。

（3）暖胃茶

组成:金橘 5g,白蔻仁 3g。

（4）养肺茶

组成:西洋参 6g,川贝母 3g。

（5）养阴茶

组成:玉竹 10g,石斛 10g,麦冬 12g,乌梅 6g,冰糖
适量。

4.　情志疗法

（1）移情易性法:改变生活环境和方式,转移或分散患者
某种思维的集中点,免于不良刺激,摆脱不良情绪。

（2）音乐疗法②

五行音乐:聆听五音与五脏、五志配合的乐曲,鼓动血
脉、调畅情志。以每日 2 次或 3 次,每次 30 分钟左右为

---

① 福建省新型冠状病毒肺炎恢复期中医康复专家共识[EB/OL].https://
mp.weixin.qq.com/s/DFxuMbxp8KKYegT2KU9edw.
② 岳树锦,李卫红,苏春香,等 . 新型冠状病毒肺炎恢复期居家中医护理康复
指引[J/OL]. 北京中医药,2020,39(5):427-430 [2020-06-11].http://
kns.cnki.net/kcms/detail/11.5635.R.20200331.1709.002.html.

宜。收听音乐时,应尽可能排除各种干扰,使身心沉浸于乐曲的意境之中。播放音乐时,音量应以感到舒适为度,建议50~60dB。乐曲可在同类范围适当调换,以免单一曲目单调乏味。

属肺的音阶:商音,推荐《阳春白雪》《阳关三叠》《高山流水》《广陵散》《长清》《鹤鸣九皋》《阴司腔》《将军令》。最佳欣赏时间:15:00—19:00。

属脾的音阶:宫音,推荐《十面埋伏》《月光奏鸣曲》《鸟投林》《闲居吟》《军港之夜》《光明行》《赛龙夺锦》《空山鸟语》《黄庭骄阳》。最佳欣赏时间:在进餐时,以及餐后1小时内欣赏。

属心的音阶:徵音,推荐《紫竹调》《汉宫秋月》《喜洋洋》《百鸟朝凤》《步步高》《浏阳河》《渔歌》《采茶舞曲》《苏武牧羊》《茉莉花》。最佳欣赏时间:21:00—23:00。

属肝的音阶:角音,推荐《列子御风》《蓝色多瑙河》《胡笳十八拍》《春风得意》《江南丝竹乐》《江南好》《霓裳曲》。最佳欣赏时间:19:00—23:00。

属肾的音阶:羽音,推荐《梅花三弄》《昭君怨》《塞上曲》《乌夜啼》《春江花月夜》《江河水》《嘎达梅林》。最佳欣赏时间:7:00—11:00。

根据情志推荐曲目:①抑郁为主,最佳赏乐时间为15:00—17:00。推荐曲目:商调乐曲。②悲伤为主,最佳赏乐时间为9:00—11:00。推荐曲目:徵调乐曲。③恐惧为主,最佳赏乐时间为21:00—23:00。推荐曲目:羽调乐曲。④焦虑为主,最佳赏乐时间为 7∶00—9∶00、19∶00—
21∶00。推荐曲目:宫调乐曲。

(3) 充足睡眠和适量运动:保证充足的睡眠和适量身体
活动,身体活动时间不少于 30 分钟。适当增加日照时间。

5. 传统功法 [①]

新型冠状病毒肺炎轻型及普通型患者出院后,可采取多
种功法;重型或危重型患者出院后,根据自身恢复情况选择
适当的传统功法。

(1) 八段锦:练习时间 10~15 分钟左右,建议每日 1~2
次,按照个人体质状况,以能承受为宜。

(2) 太极拳:推荐每日 1 次,每次 30~50 分钟为宜。

(3) 呼吸六字诀:"嘘(xu)、呵(he)、呼(hu)、呬(si)、吹
(chui)、嘻(xi)",依次每个字 6 秒,反复 6 遍,腹式呼吸方式,
建议每日 1~2 组,根据个人具体情况调整当日运动方式及
总量。

(4) 呼吸疗愈法:主动进行缓慢深长的腹式呼吸训练,可
采用鼻子吸气,嘴巴呼气,或鼻吸鼻呼,释放和疗愈身心。

(5) "三一二"经络锻炼法:"三"指合谷、内关、足三里 3
个穴的按摩,"一"是意守丹田、腹式呼吸,"二"是双下肢下
蹲为主的体育锻炼。建议每日 1~2 次,按照个人体质状况,

---

① 国家卫生健康委员会,国家中医药管理局.新型冠状病毒肺炎恢复期中医康
复指导建议(试行)[EB/OL].(2020-02-22)[2020-06-05]http://www.
gov.cn/zhengce/zhengceku/2020-02/24/content_5482544.htm.

以能承受为宜。

新型冠状病毒肺炎恢复期患者在使用传统功法及其他方法调理时,应注意运动强度以微汗为宜,应避免运动量过大、动作速度过快,注意动作的连贯性和稳定性。遵循"循序渐进"原则,防止过度锻炼导致"劳复"。

第七章

调体预防

　　中医体质学提倡科学、积极主动的预防思想,认为不同个体之间体质存在差异性,这导致了人们对致病因素的抵抗力和耐受力不同,即使在相同的环境下,不同体质对同一疾病的易感性亦有不同。通过调整人体的偏颇体质,改变疾病生存的土壤,可预防疾病的发生,减轻病变的程度,防止疾病的恶化。2009 年,我国第一部体质分类判定标准颁布,同年中医体质辨识技术即被纳入国家基本公共卫生服务体系,用于公共卫生防控,多年来在疾病的早期预防方面发挥了重大作用。

　　在本次疫情的过程中,有学者对新型冠状病毒肺炎高危体质类型进行了调查研究,发现气虚体质占比为 41.7%,痰湿体质占比为 50%[①],说明与其他 7 种体质相比,气虚和痰湿体质更易感染新型冠状病毒肺炎。因此,通过改善气虚和痰湿

---

① 杨家耀,苏文,乔杰,等 .90 例普通型新型冠状病毒肺炎患者中医证候与体质分析[J/OL].中医杂志,2020,61(8):645-649 [2020-06-05].http://kns.cnki.net/kcms/detail/11.2166.R.20200221.1513.004.html.

内蕴的状态,可以改变新型冠状病毒易于生存的土壤,从而降低气虚、痰湿体质易感人群的患病率。

一、体质调理在新型冠状病毒肺炎预防中的主要作用

1. 未病先防,预防用药与体质调理相结合

新型冠状病毒肺炎的基本病机为疫毒外侵,肺经受邪,正气亏虚,湿、热、毒、瘀、虚夹杂存在[①]。各地中医机构推出了芳香化湿、清热解毒的预防方剂,但因每个个体的体质特点并不相同,因此,在芳香化湿、清热解毒的基础上配合体质调理,辨体、辨病、辨证相结合,体、病、证三位一体,多层次预防,则既可有的放矢地抗御毒邪,又可从根本上扶助正气,以抗邪外出。

2. 无症状感染,截毒深入配合调体扶正

对于新型冠状病毒无症状感染者,应抓住病毒感染的主要矛盾,祛邪攻毒的同时调理体质,扶助正气,以阻断毒邪深入。祛邪攻毒可采用王琦院士拟方"截邪抑毒方"(人参6g,金银花10g,黄芩10g,升麻10g,贯众10g)。扶助正气则是根据各自的体质特点,施以化痰祛湿、清热利湿、疏肝理气、温肾助阳等法调理体质的偏颇。

---

① 王琦,谷晓红,刘清泉.新型冠状病毒肺炎中医诊疗手册[M].北京:中国中医药出版社,2020:4.

3. 病后防复,调理体质助清余邪

复阳产生的病机为"余毒未清,正气未复"。体质是疾病发生的土壤,贯穿疾病始终,亦是"余毒"难以清除的重要原因。对此,王琦院士提出"除毒务尽""扶助正气""改善体质"为新型冠状病毒肺炎恢复期防止复阳的三大原则;主张在新型冠状病毒肺炎的恢复期内,于解毒透邪方药的基础上依据体质特征加用调体方,调整偏颇体质,从根本上改变易患易变的体质基础,有助于有效防止复阳。

4. 隔离期间不良情绪的辨体调理

在居家或集中隔离期间,因居住环境的变化,饮食、运动、睡眠等生活习惯的改变,学习、工作效率降低,亲人、朋友等社会交流的缺失等因素的影响,被隔离人员容易出现焦虑、抑郁、烦躁、悲伤、健忘、失眠等不适症状。尤其是气郁、湿热、血瘀、阳虚等体质人群更易出现上述不良情绪或反应。因此,在隔离期间,根据自身体质类型,有针对性地进行精神调摄及身体调理,显得尤为必要。

二、中医九种体质的表现及其调理

1. 气虚体质

常见表现:平素气短懒言,语音低怯,精神不振,肢体容

易疲乏,易出汗,舌淡红、胖嫩、边有齿痕,脉象虚缓。面色萎黄或淡白,目光少神,口淡,唇色少华,毛发不泽,头晕,健忘,大便正常,或虽便秘但不结硬,或大便不成形,便后仍觉未尽,小便正常或偏多。不耐受寒邪、风邪、暑邪。平素体质虚弱,卫表不固,易患感冒;或病后抗病能力弱,易迁延不愈;易患内脏下垂、虚劳等病。肌肉松软,性格内向,情绪不稳定,胆小不喜欢冒险。

情志调摄:心态宜乐观,不可过度劳神。宜欣赏节奏明快的音乐,如笛子曲《喜相逢》等。

形体锻炼:锻炼宜采用低强度、多次数的柔缓运动方式。不宜做大负荷运动和大量出汗的运动。可选择比较柔和的传统健身项目,如八段锦。在做完全套八段锦动作后,将"两手攀足固肾腰"和"攒拳怒目增力气"各加做1~3遍。

饮食调养:宜食大米、小米、南瓜、胡萝卜、山药、大枣、香菇、莲子、白扁豆、黄豆、鸡肉、鸡蛋、鹌鹑(蛋)、牛肉等。尽量少吃或不吃空心菜、槟榔、生萝卜等耗气的食物。不宜多食生冷苦寒、辛辣燥热的食物。

起居调护:起居勿过劳。提倡劳逸结合,不要过于劳作,以免损伤正气。平时应避免汗出受风。居室环境应采用明亮的暖色调。

中药调理:

[调体要点]把握剂量,不可峻补;补气佐以理气;补气须防虚中夹实。

[常用药]党参、黄芪、山药、白术、茯苓、甘草、大枣等。

可酌加菟丝子、五味子、枸杞子等益肾填精。再参以紫河车、燕窝等血肉有情之品,充养身中形质,气味同补。

[加减]气虚质易感疲乏、气短或易患胃、肾、子宫等脏器下垂者,选用补中益气汤加减;易自汗、易于感冒者,可选用玉屏风散加味;易于腹泻而形体瘦弱者,选用参苓白术散加减。

[气虚体质调理方(茯元颗粒)]茯苓、陈皮、炙甘草、山药、扁豆、大枣、莲子、黄精、肉桂。

[方解]山药平补肺脾肾之气,与黄精相配,气阴双补,为君药。大枣、炙甘草、扁豆、莲子助上药健脾益气,为臣药。佐以肉桂少火生气,茯苓配陈皮化痰祛湿,补而不腻。

穴位调理:

[选穴]气海、关元、足三里。

[取穴方法]气海位于脐正中下1.5寸(图1);关元位于脐正中下3寸(图1);足三里位于外膝眼下3寸,距胫骨前缘1横指(中指)(图2)。

[解析]气海、关元具有培补元气,益肾固精,延年益寿的功效。足三里调理脾胃,补益气血。诸穴配用,培补先后天之气,改善气虚体质。

[操作]温和灸,每穴10分钟,每日1次。或半米粒灸,每穴3壮,每日1次。按揉:每穴2~3分钟,每日1次。

2. 痰湿体质

常见表现:体形肥胖,腹部肥满松软。面部皮肤油脂较多,多汗且黏,胸闷,痰多。面色黄胖而暗,眼胞微浮,容易困倦,平素舌体胖大,舌苔白腻,口黏腻或甜,身重不爽,脉滑,喜食肥甘,大便正常或不实,小便不多或微混。性格偏温和,稳重恭谦,和达,多善于忍耐。易患消渴、中风、胸痹等病证。对梅雨季节及潮湿环境适应能力差,易患湿证。

情志调摄:可以适当听一些节奏强烈、轻快振奋的音乐,如《卡门序曲》、二胡《赛马》等。

形体锻炼:运动应持久。宜选择中等强度较长时间的全身运动,如慢跑、乒乓球、羽毛球、武术、游泳等,以及适合自己的各种舞蹈。运动环境应温暖宜人。不宜在阴雨季节、天气湿冷的气候条件下运动。

饮食调养:以健脾化湿,宣肺益肾,通利三焦为基本原则。宜选用健脾助运、祛湿化痰的食物,如冬瓜、白萝卜、薏苡仁、赤小豆、荷叶、山楂、生姜、荠菜、紫菜、海带、鲫鱼、鲤鱼、鲈鱼、文蛤等。饮食宜清淡,少食肥甘厚腻、生冷滋润之品。勿食动物内脏,少食肥、甜、油、黏(腻)的食物。不宜饮烈酒、食用不易消化的食物。

起居调护:起居避潮湿,衣着应透气散湿,面料以棉、麻、丝等透气散湿的天然纤维为主。经常晒太阳或进行日光浴。在湿冷的气候条件下,要减少户外活动,避免受寒淋雨。早睡早起,不要过于安逸,勿贪恋床榻。

中药调理:

[调体要点] 配用温化通阳;细察痰瘀互夹;少用甘润之品。

[常用药]生黄芪、肉桂、制苍术、冬瓜皮、干荷叶、茯苓、泽泻、生山楂、昆布、海藻、姜黄、生蒲黄等。

[加减]兼气虚质者,重用生黄芪,加炒白术;腹胀者,加炒莱菔子、鸡内金、砂仁;便秘者,酌加大黄、炒莱菔子、炒白芥子、苏子。

[痰湿体质调理方(薏脂颗粒)]生山楂、莱菔子、生薏苡仁、橘红、昆布、荷叶。

[方解]薏苡仁、荷叶淡渗利湿,橘红燥湿化痰,昆布化痰散结;善治痰者治其气,痰随气升而升,痰随气降而降,故用莱菔子降气化痰;生山楂消食,善消肉积,兼能活血,现代药理研究表明可降血脂。

穴位调理:

[选穴]丰隆、足三里、阴陵泉。

[取穴方法]丰隆:正坐屈膝或仰卧位取穴,在犊鼻(外膝眼)与外踝尖连线的中点,胫骨前缘外2横指处(图2);足三里:外膝眼下3寸(4横指),距胫骨前缘1横指(中指)(图2);阴陵泉:在小腿内侧,膝下胫骨内侧凹陷中(图5)。

[解析]丰隆为足阳明胃经的络穴,联络脾胃,起到健脾益气、祛湿化痰的作用。足三里为胃的下合穴,是补益脾胃的要穴,益气健运而祛痰湿。阴陵泉为足太阴脾经的合穴,有健脾祛湿利水的作用。

[操作]艾灸疗法:温和灸,每穴10分钟,隔日1次。或半米粒灸,每穴3壮,每日1次。按揉:每穴2~3分钟,每日1次。

3. 阳虚体质

常见表现：平素畏冷，手足不温，喜热饮食，精神不振，睡眠偏多，舌淡胖嫩、边有齿痕，苔润，脉象沉迟。面色㿠白，目胞晦暗，口唇色淡，毛发易落，易出汗，大便溏薄，小便清长。形体多白胖，肌肉松软。性格多沉静、内向。易出现悲伤、沮丧的情绪，不耐受寒邪，耐夏不耐冬；易感湿邪。发病多为寒证，或易从寒化，易病痰饮、肿胀、泄泻、阳痿。

情志调摄：宜保持积极向上的心态，正确对待生活中的不利事件，及时调节自己的消极情绪。可欣赏轻松欢快、使人轻度兴奋的音乐，如《蓝色多瑙河》《春之歌圆舞曲》《维也纳森林》等，以及激昂、高亢、豪迈的音乐，如《黄河大合唱》等。

形体锻炼：宜在阳光充足的环境下适当进行舒缓柔和的户外活动，尽量避免在大风、大寒、大雪的环境中锻炼。日光浴、空气浴是较好的强身壮阳之法。也可选择慢跑、跳绳、散步、太极拳、太极剑、八段锦以及其他较和缓的运动项目。以微微出汗，不感劳累为度。八段锦在完成整套动作后将"五劳七伤往后瞧"和"两手攀足固肾腰"加做1~3遍。

饮食调养：宜选用甘温补脾阳、温肾阳的食物，如羊肉、鸡肉、带鱼、黄鳝、虾、刀豆、韭菜、茴香、核桃、栗子、腰果、松子、红茶、生姜等。少食生冷、苦寒、黏腻食物，如田螺、螃蟹、海带、紫菜、芹菜、苦瓜、冬瓜、西瓜、香蕉、柿子、甘蔗、梨、绿豆、蚕豆、绿茶、冷冻饮料等。即使在盛夏也不要过食寒凉之品。

起居调护:阳虚质者耐春夏不耐秋冬,故秋冬季节要适当暖衣温食以养护阳气,尤其要注意腰部、下肢、足及下腹部丹田部位的保暖。夏季暑热多汗,可导致阳气外泄,要避免强力劳作,大汗伤阳,更不可恣意贪凉饮冷。不可在阴冷潮湿的环境下长期工作和生活,避免长时间待在空调房间,居住环境应空气流通。应在阳光充足的情况下多进行户外活动,多晒太阳。可适当洗桑拿、泡温泉浴。

中药调理:

[调体要点]温阳佐以养阴;温阳兼顾脾胃;注意辛热有毒之品的用量。

[常用药]桂枝、肉桂、附子、菟丝子、杜仲等。

[加减]阳虚质畏寒怕冷、手足不温或伴尿频或夜尿频多者,选用桂附地黄丸;易自汗怕冷者,选用桂枝加附子汤合玉屏风散;易患腹痛腹泻者,选用附子理中丸;易患肿胀者,选用实脾散加减。

[阳虚体质调理方(姜暖颗粒)]干姜、大枣、枸杞子、百合、覆盆子、肉桂、甘草、小茴香、山药、肉豆蔻。

[方解]肉桂、干姜辛热助阳,共为君药;小茴香、肉豆蔻辛温散寒,气虚及阳,故配以山药益气,为臣药;百合滋阴、枸杞子滋补肝肾,以阴中求阳,覆盆子固精缩尿,顾护人体根本,为佐药;甘草、大枣调和诸药,与诸药相配以辛甘助阳,故为使药。

穴位调理:

[选穴]命门、关元。

[取穴方法] 命门:后正中线,第 2 腰椎棘突下(平脐)(图 3);关元:脐正中下 3 寸(4 横指)(图 1)。

[解析] 命门属督脉,督脉为阳脉之海,总督一身之阳气,且督脉起于胞中,贯脊属肾,故可温肾壮阳。关元为任脉之经穴,与足三阴经交会,灸此穴能够培元固本、温补阳气,寓阴中求阳之意。二穴配用,协调任督二脉之阴阳,促使奇经八脉将阳气渗灌于十二经脉,阳气通达于全身,可调理阳虚体质。

[操作] 艾灸:温和灸,每穴 10 分钟,每日 1 次。或半米粒灸,每穴 3 壮,每日 1 次。按揉:每穴 2~3 分钟,每日 1 次。

4. 阴虚体质

常见表现:体形瘦长,手足心热,平素易口燥咽干,鼻微干,口渴喜冷饮,大便干燥,舌红少津少苔。面色潮红,有烘热感,两目干涩,视物模糊,唇红微干,皮肤偏干,易生皱纹,眩晕耳鸣,睡眠差,小便短,脉象细弦或数。性情急躁,外向好动,活泼。平素易患阴亏燥热的病变,或病后易表现为阴亏症状。素不耐热邪,耐冬不耐夏;不耐受燥邪。

情志调摄:阴虚火旺,火扰神明,暗耗阴血,应遵循"恬惔虚无""精神内守"之养神大法。宜加强自我修养、培养自己的耐性,尽量减少与人争执、动怒,不宜参加竞争胜负的活动。可在安静、优雅环境中练习书法、绘画等。有条件者可以选择在环境清新凉爽的海边、山林旅游休假。平时多听一些节奏舒缓的轻音乐,如《摇篮曲》《水莲》《梦幻曲》《沉思》等。

形体锻炼：不宜进行剧烈运动，避免大强度、大运动量的锻炼形式，避免在炎热的夏天或闷热的环境中运动，以免出汗过多，损伤阴液。锻炼时要控制出汗量，及时补充水分。不宜洗桑拿，以免损失体内水分。适合做中小强度的锻炼，如经常打太极拳、练八段锦、练固精功，以及内练生津咽津的功法等动静结合的传统健身项目。在做完八段锦整套动作后将"摇头摆尾去心火"和"两手攀足固肾腰"加做 1~3 遍。

饮食调养：以滋补肾阴、滋阴潜阳为基本原则。宜选用甘凉滋润的食物，如鸭肉、猪瘦肉、百合、黑芝麻、蜂蜜、荸荠、鳖、海蜇、海参、甘蔗、银耳、燕窝等。可适当配合补阴药膳进行有针对性的调养。注意慎食辛辣刺激性、温热香燥、煎炸爆炒、性热易上火的食物，如羊肉、韭菜、茴香、辣椒、葱、蒜、葵花子、酒、咖啡、浓茶，以及荔枝、龙眼、樱桃、杏、大枣、核桃、栗子等。

起居调护：在炎热的夏季应注意避暑。注意防晒，保持皮肤湿润，宜选择蚕丝等清凉柔和的衣物。要注意"秋冬养阴"的调养原则，居住环境宜安静。避免工作紧张、熬夜、高温酷暑的工作生活环境等。要节制房事，惜阴保精。

中药调理：

[调体要点] 滋阴与清热并用；补血、养血即可生津，注意结合填精、养血的方药；养阴兼顾理气健脾。

[常用药] 熟地黄、山茱萸、百合、桑椹子、女贞子等。

[加减] 阴虚质易盗汗者，选用当归六黄汤；易患失眠者，选用天王补心丹；易便秘者，选用增液汤合润肠丸加减；

易咽干鼻燥、干咳气喘者,选用百合固金汤加减。

[阴虚体质调理方(甘露颗粒)]乌梅、百合、桑椹子、玉竹、酸枣仁、阿胶、芦根、生甘草、干姜、砂仁。

[方解]乌梅生津止咳,配甘草以"酸甘化阴";百合、桑椹子、玉竹、酸枣仁、阿胶滋阴补血,芦根清热除烦止渴;砂仁行气温中,和滋阴药配伍可使补而不滞,滋而不腻;配干姜以阳中求阴。

穴位调理:

[选穴]太溪、照海、三阴交。

[取穴方法]太溪:在足内踝与跟腱之间的凹陷中取穴(图12);照海:在内踝尖下1寸,内踝下缘边际凹陷中(图12);三阴交:于内踝高点上3寸(4横指),胫骨内后缘取穴(图5)。

[解析]太溪为肾经原穴,具有滋阴补肾功效。照海为肾经与阴维脉的交会穴,具有滋阴降火的作用。三阴交为足厥阴肝经、足太阴脾经、足少阴肾经交会之处,因脾主统血、乃气血生化之源,肝藏血,肾藏精,故三阴交能益精养血补阴。三穴配用,补肾滋阴降火,从而改善阴虚体质。

[操作]按揉:每穴2~3分钟,亦可从照海至太溪、太溪至三阴交方向捋,2~3分钟,每日1次。

5. 湿热体质

常见表现:平素面垢油光,易

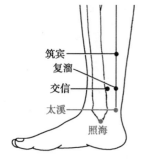

图12 太溪、照海穴位示意图

生痤疮粉刺,舌质偏红苔黄腻,容易口苦口干,身重困倦。心烦懈怠,眼筋红赤,大便燥结,或黏滞,小便短赤,男易阴囊潮湿,女易带下量多,脉象多见滑数。形体偏胖。性格多急躁易怒。易患疮疖、黄疸、火热等病证。对潮湿环境或气温偏高,尤其夏末秋初,湿热交蒸气候较难适应。

情志调摄:有意识地克制自己过激的情绪,多在安静、幽雅的环境中做一些让人心神安宁的活动,比如习练书法、瑜伽、太极拳、气功等。平时可多听一些曲调舒缓、悠扬,具有镇静作用的乐曲,如古筝《高山流水》等。

形体锻炼:适当选择强度、运动量相对较大的锻炼,如中长跑、游泳、爬山、各种球类、武术等,以消耗体内多余的热量,排泄多余的水分,达到清热除湿的目的。在秋高气爽的季节,选择爬山登高,更有助于祛除湿热。也可做八段锦,在完成整套动作后将"双手托天理三焦"和"调理脾胃须单举"加做1~3遍,每日1遍。

饮食调养:以清热利湿为基本原则。宜选用甘寒或苦寒的清利化湿食物,如绿豆(芽)、绿豆糕、绿茶、芹菜、黄瓜、苦瓜、西瓜、冬瓜、薏苡仁、赤小豆、马齿苋、藕等。少食羊肉、动物内脏等肥厚油腻之品,以及韭菜、生姜、辣椒、胡椒、花椒及火锅、烹炸、烧烤等辛温助热的食物。忌用辛辣燥烈、大热大补的食物。

起居调护:选择款式宽松,透气性好的天然棉、麻、丝质服装。注意个人卫生,预防皮肤病变。保持充足而有规律的睡眠,睡前半小时不宜思考问题、看书、看情节紧张的电视节目。忌烟酒。保持二便通畅。

中药调理:

[调体要点] 宣透化湿以散热;通利化湿以泄热;慎用辛温助火之品。

[常用药] 黄芩、黄连、黄柏、薏苡仁、白蔻仁、龙胆、苦参、茵陈蒿等。

[加减] 湿热质易生痤疮者,可选用苇茎汤合枇杷清肺饮加减;易有口臭者,可选用泻黄散加减;男性易见阴囊潮湿或出汗较多,女性易见黄带较多或阴部瘙痒,可选用二妙散合龙胆泻肝汤加减;若夏日感受暑热者,选用六一散加西瓜翠衣,解暑化湿以调体;若夏日不能耐受闷热或潮热气候者,可选用三仁汤。

[湿热体质调理方(竹清颗粒)] 藿香、肉豆蔻、生薏苡仁、薄荷、蒲公英、金银花、马齿苋、赤小豆、淡竹叶。

[方解] 此方以温病名方"三仁汤"化裁,方中淡竹叶、薏苡仁淡渗利湿,藿香、肉豆蔻芳香化湿,薄荷解表透湿;蒲公英、金银花、马齿苋清热解毒;赤小豆兼能清热利湿以消痈疮。

穴位调理:

[选穴] 支沟、合谷、阴陵泉。

[取穴方法] 支沟:位于前臂背侧,腕背横纹上3寸(4横指),尺骨与桡骨之间(图13);合谷:在手背,第2掌骨桡侧的中点处(一手拇指、食指张开呈90°,另一手拇指指间关节横纹压在虎口上,指尖点到处)(图6);阴陵泉:在小腿内侧,膝

下胫骨内侧凹陷中(图5)。

[解析]支沟为手少阳三焦经的经穴,通利三焦,令水湿和火气通过三焦从小便而出,并且具有很好的通便作用,可以使湿热从大便排出体外。合谷为手阳明大肠经的原穴,阳明经为多气多血之经,可以将多余的火气清除,具有清热祛湿的功效。阴陵泉为足太阴脾经的合穴,具有较好的健脾利湿作用。三穴合用,清热利湿,通腑泄热,可调湿热体质。

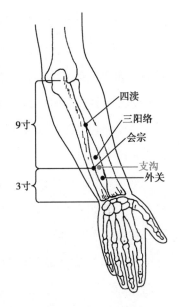

图13　支沟穴位示意图

[操作]按揉:每穴2~3分钟,每日1次。

6. 气郁体质

常见表现:性格内向不稳定,忧郁脆弱,敏感多疑,平素忧郁面貌,神情多烦闷不乐。胸胁胀满,或走窜疼痛,多伴善太息,或嗳气呃逆,或咽间有异物感,或乳房胀痛,睡眠较差,食欲减退,惊悸怔忡,健忘,痰多,大便偏干,小便正常,舌淡红,苔薄白,脉象弦细。形体偏瘦。易患郁证、脏躁、百合病、不寐、梅核气、惊恐等病证。对精神刺激适应能力较差,不喜欢阴雨天气。

情志调摄:多参加社会活动、集体文娱活动,常看喜剧、滑稽剧、听相声,以及富有鼓励、激励意志的电影、电视,勿看悲剧、苦剧。多听轻快、开朗、活泼的音乐,以提高情绪。多读积极的、鼓励的、富有乐趣的、展现美好生活前景的书籍,以培养开朗、豁达的意志,在名利上不计较得失,知足常乐。宜欣赏节奏欢快、旋律优美的乐曲如《金蛇狂舞》等。

形体锻炼:体育锻炼的目的是调理气机,舒畅情志,故应尽量增加户外活动。适合大强度、大负荷练习法,专项兴趣爱好锻炼法和体娱游戏法。大强度、大负荷的练习是一种很好的发泄式锻炼,如跑步、登山、游泳、打球、武术等,有鼓动气血、疏发肝气、促进食欲、改善睡眠的作用。体娱游戏则有闲情逸致、促进人际交流、分散注意、提起兴趣、理顺气机的作用,如下棋、打牌、练气功、练瑜伽、打坐放松训练等。抑郁的人还常伴有焦虑状态,宜打太极拳、练武术、练五禽戏、摩面、叩齿、甩手等,以调息养神。

饮食调养:以理气解郁,调理脾胃为基本原则。宜选用具有理气解郁作用的食物,如黄花菜、玫瑰花、茉莉花、大麦、金橘、柑橘、柚子等。少食收敛酸涩的食物,如石榴、乌梅、青梅、杨梅、草莓、杨桃、酸枣、李子、柠檬、南瓜、泡菜等,以免阻滞气机,气滞则血凝。亦不可多食冰冷食品,如雪糕、冰淇淋、冰冻饮料等。

起居调护:尽量增加户外活动和社交,防止一人独处时心生凄凉。居室保持安静,宜宽敞、明亮。平日保持有规律的睡眠,睡前避免饮用茶、咖啡和可可等饮料。

中药调理：

[调体要点]掌握用药法度:理气不宜过燥,以防伤阴;养阴不宜过腻,以防黏滞;用药不宜峻猛,以防伤正。提倡情志相胜。

[常用药]柴胡、陈皮、川芎、香附、枳壳、白芍、甘草、当归、薄荷等。

[加减]气郁质易患梅核气者,合用半夏厚朴汤;易患抑郁症者,选用柴胡加龙骨牡蛎汤加减;易患脏躁者,选用甘麦大枣汤加味;易患百合病者,选用百合地黄汤加味。

[气郁体质调理方(苏心颗粒)]甘草、小麦、大枣、茯苓、百合、苏叶、薄荷、山栀子、陈皮、佛手。

[方解]此方由《金匮要略》"甘麦大枣汤"、《伤寒论》"栀子豉汤"以及古方药对苏叶、百合化裁而成,配以陈皮、茯苓理气健脾,薄荷疏肝解郁,佛手理气而不伤阴。

穴位调理：

[选穴]阳陵泉、日月、印堂。

[取穴方法]阳陵泉:在腓骨头前下方凹陷中取穴(图14);日月:乳头直下第7肋间隙,前正中线旁开4寸(图15);印堂:额部,在两眉的中间(图16)。

[解析]阳陵泉、日月为足少阳胆经穴,具有行气解郁、疏肝利胆的作用。印堂为督脉之经穴,位于头面部,具有镇静安神的作用。三穴相配,疏肝利胆安神,可调理气郁体质。

[操作]艾灸:温和灸,每穴10分钟,每日1次。或半米粒灸,每穴3壮,每日1次。按揉:每穴2~3分钟,每日1次。

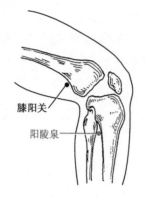

图 14 阳陵泉穴位示意图

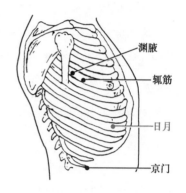

图 15 日月穴位示意图

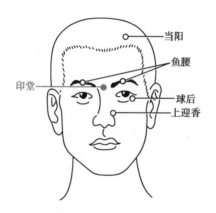

图 16 印堂穴位示意图

针刺:针刺后留针 30 分钟,隔日 1 次。

7. 血瘀体质

常见表现:平素面色晦暗,皮肤偏暗或色素沉着,容易出现瘀斑,易患疼痛,口唇暗淡或紫,舌质暗有瘀点,或片状瘀斑,舌下静脉曲张,脉象细涩或结代。眼眶暗黑,鼻部暗滞,发易脱落,肌肤干或甲错,女性多见痛经、闭经、或经色紫黑有块、崩漏。瘦人居多,性格内郁,心情不快易烦,急躁健忘。易患出血、癥瘕、中风、胸痹等病。不耐受风邪、寒邪。

情志调摄:要培养乐观、欢乐的情绪,精神愉快则气血和畅,营卫流通,有益于瘀血质的改善。建立良好的人际氛围,有困难主动寻求他人和社会的帮助。主动参加有益的社会活动,培养广泛的兴趣爱好.培养积极进取的竞争意识和拼搏精神,树立正确的名利观,知足常乐。宜欣赏流畅抒情的音乐,如《春江花月夜》等。

形体锻炼:宜进行有助于促进气血运行的运动项目,坚持经常性锻炼,如易筋经、保健功、导引、按摩、太极拳、太极剑、五禽戏以及各种舞蹈、步行健身法、徒手健身操等,达到改善体质的目的。锻炼强度视身体情况而定,不宜进行大强度、大负荷运动,以防意外。应该采用中小负荷、多次数的锻炼,如步行健身法,或者练八段锦,在完成整套动作后将"左右开弓似射雕"和"背后七颠百病消"加做1~3遍。

饮食调养:以活血化瘀,适当配合理气为基本原则。凡具有涩血作用的食物都应忌食,如乌梅、苦瓜、柿子、李子、石榴、花生等。高脂肪、高胆固醇的食物也不可多食,如蛋黄、虾、猪头肉、奶酪等。

起居调护:注意保暖,居室宜温暖舒适,避免寒冷刺激,不宜在阴暗、寒冷的环境中长期工作和生活。衣着宜宽松。日常生活中应注意动静结合,不可贪图安逸,加重气血郁滞。

保持大便通畅。宜在阳光充足的时候进行户外活动。避免长时间打麻将、久坐、看电视等。

中药调理：

[调体要点]养阴以活血；调气以化瘀。

[常用药]桃仁、红花、丹参、赤芍、当归、川芎、生山楂、玫瑰花、茜草、蒲黄等。

[加减]顽固失眠,选用血府逐瘀汤；女性易患痛经者,选用桃红四物汤合失笑散加减；宿有癥病者,选用桂枝茯苓丸加味；血瘀质因瘀血内积而见形体消瘦、肌肤甲错、目眶暗黑等干血成劳表现者,选用大黄䗪虫丸。

[血瘀体质调理方(桃颜颗粒)]桃仁、桂枝、生甘草、葛根、生山楂、陈皮、昆布、鸡内金。

[方解]桃仁、生山楂活血化瘀；"气行则血行",故配陈皮理气；桂枝温通经脉；考虑到痰瘀多互结,配以昆布、鸡内金化痰湿积聚,以助瘀血消散；现代药理研究表明,葛根有明显的扩血管作用；甘草调和诸药。

穴位调理：

[选穴]太冲、血海、膈俞。

[取穴方法]太冲：位于足背侧,第1、2跖骨连接部位凹陷处(用手指沿踇趾和第2趾夹缝向上移压,感到动脉搏动处)(图17)；血海：屈膝,在大腿内侧,髌底内侧端上2寸,当股四头肌内侧头的隆起处(图18)；膈俞：在第7胸椎棘突下旁开1.5寸(俯卧时,平肩胛下角处为第7胸椎)(图7)。

[解析]太冲为足厥阴肝经的原穴,具有疏肝行气活血

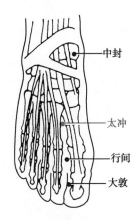

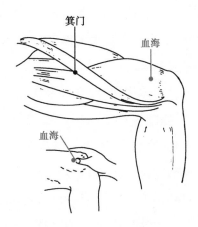

图 17　太冲穴位示意图　　　　图 18　血海穴位示意图

的作用。血海主一切血疾,有很好的活血化瘀作用。膈俞为"血会",治疗各种血证。三穴配用,具有行气活血化瘀的作用,能够改善血瘀体质。

[操作]艾灸:温和灸,每穴 10 分钟,每日 1 次。或半米粒灸,每穴 3 壮,每日 1 次。按揉:每穴 2~3 分钟,每日 1 次。

8. 特禀体质

常见表现:特禀体质者常见哮喘、风团、咽痒、鼻塞、喷嚏等;患遗传性疾病者有垂直遗传、先天性、家族性特征;患胎传性疾病者,具有母体影响胎儿个体生长发育及相关疾病特征。易患哮喘、荨麻疹、花粉症及药物过敏等;遗传疾病如血友病、唐氏综合征(先天愚型)等;胎传疾病如五迟(立迟、行迟、发迟、齿迟和语迟)、五软(头软、项软、手足软、肌肉软、口软)、解颅、胎惊、胎痫等。对外界环境适应能力较差。

情志调摄:特禀体质的人因对过敏原敏感,容易产生紧张、焦虑等情绪,因此要在尽量避免过敏原的同时,还应避免紧张情绪。

形体锻炼:宜进行慢跑、散步等户外活动,也可选择下棋、瑜伽等室内活动。不宜选择大运动量的活动。可进行保健功、导引、按摩、步行健身法等逐渐改善体质。避免春天或季节交替时长时间在野外锻炼。运动时注意避风寒,如出现哮喘、憋闷的现象应及时停止运动。

饮食调养:饮食宜均衡、粗细搭配适当、荤素配伍合理,根据个体的实际情况制订不同的保健食谱。宜多食益气固表的食物,避免食用各种致敏食物,减少发作机会。饮食宜清淡,忌生冷、辛辣、肥甘油腻,以及各种"发物",如鱼、虾、蟹、辣椒、肥肉、浓茶、咖啡等,以免引动伏痰宿疾。

起居调护:要做好日常预防和保养工作。起居要有规律,保持充足的睡眠时间。居室宜通风良好。生活环境中接触的物品如枕头、棉被、床垫、地毯、窗帘、衣橱易附有尘螨,可引起过敏,应经常清洗、日晒。外出也要避免处在花粉及粉刷油漆的空气中,以免刺激而诱发过敏病症。在季节更替之时,要及时增减衣被,增强机体对环境的适应能力。

中药调理:

[调体要点]注重养生:顺应四时变化,以适寒温;加强调护:尽量避免接触致敏物质,如尘螨、花粉、油漆等。注意饮食,忌食鱼腥发物。

[常用药]乌梅、蝉蜕、黄芪、百合、黄芩等。

[加减] 鼻流清涕、目痒鼻塞者,以清肺消风为主,可酌加辛夷、苍耳子、细辛、鹅不食草等;若皮肤风疹或湿疹者,可酌加茜草、紫草、生甘草、地骨皮、冬瓜皮、白鲜皮;过敏性哮喘者,合用麻杏石甘汤加减等。

[特禀体质调理方(芷敏颗粒)] 乌梅、百合、紫苏、白果、炙甘草、金银花、白芷、大枣、藿香、薄荷、葛根、鱼腥草、橘皮。

[方解] 根据"祛伏邪调体改善特禀体质"的整体思路,针对过敏性鼻炎、过敏性哮喘、变异性咳嗽、湿疹、荨麻疹等过敏性疾病,结合现代药理研究,分别选用乌梅、白果、紫苏、薄荷、白芷等综合考虑组方。

穴位调理:

[选穴] 足三里、神阙、曲池、合谷。

[取穴方法] 足三里:外膝眼下3寸,距胫骨前缘1横指(中指)(图2);神阙:脐中央凹陷处(图1);曲池:屈肘成直角,在手臂肘横纹外侧尽头筋骨间凹陷处(图9);合谷:在手背,第2掌骨桡侧中点处(一手拇指、食指张开呈90°,另一手拇指指间关节横纹压在虎口上,指尖点到处)(图6)。

[解析] 足三里具有扶正固表的作用,是人体的强壮要穴,刺激足三里可增强机体免疫力,达到扶正祛邪的目的。神阙位于脐中,母婴相连的部位,先天的强弱与其有关,具有培元固本、补益脾胃作用。曲池为大肠经合穴,属土,祛风清热,凉血解毒,实则泻其子,可泻阳明经伏火,是解除皮肤不适的要穴。合谷为大肠经原穴,祛风解表清热,也是清利头面五官诸疾的要穴。诸穴配合,培补先天和后天之气,扶助正气,

清透伏邪,可以调理特禀体质。

[操作]艾灸:温和灸,每穴 10 分钟,每日 1 次。或半米粒灸,每穴 3 壮,每日 1 次。按揉:每穴 2~3 分钟,每日 1 次。针刺:针刺后留针 30 分钟,隔日 1 次。拔罐:神阙闪罐 20 次,留罐 3~5 分钟。

9. 平和体质

常见表现:体形匀称健壮,面色、肤色润泽,头发稠密有光泽,目光有神,鼻色明润,嗅觉通利,味觉正常,唇色红润,精力充沛,不易疲劳,耐受寒热,睡眠安和,胃纳良好,二便正常,舌色淡红,苔薄白,脉和有神。性格随和开朗。对自然环境和社会环境适应能力较强。平素患病较少。

情志调摄:培养豁达乐观的生活态度,调整不良情绪,保持心情愉快。在日常生活中保持平和的心态。可根据个人爱好,选择弹琴、下棋、练书法、绘画、听音乐、阅读、旅游、种植花草等放松心情。

形体锻炼:对运动要积极主动,兴趣广泛,形成良好的运动健身习惯。可根据个人爱好和耐受程度,选择运动健身项目,经常锻炼,持之以恒。运动适度,不宜过量,循序渐进,适可而止。体育锻炼应使身体各个部位、各器官系统的功能,以及各种身体素质和活动能力得到全面协调的发展。

饮食调养:平衡膳食、食物多样化。根据不同的季节选择适宜的饮食,应力求五味调和,不可偏嗜。不要过饥过饱,也不要进食过冷过烫或不干净食物;粗细粮宜合理搭配,多吃五谷杂粮、蔬菜瓜果,少食过于油腻及辛辣的食品;注意戒烟限酒。

起居调护:起居宜规律,睡眠要充足,劳逸相结合,穿戴求自然。根据季节变换和个人的具体情况,制订出符合自己生理需要的起居作息制度,并养成按时作息的良好习惯,使身体的生理功能保持稳定平衡的状态,以适应生活、社会和自然环境等各方面的需要。

中药调理:

[调体要点]平和质者,无气血阴阳偏颇,平素以保养为主,可适当使用扶正之品,不宜过于强调进补,少用药物为宜。若患疾病时,以辨病、辨证论治为主,重在及时治病,防止因疾病导致体质偏颇。

[平和体质调理方(百和颗粒)]山药、黄精、玉竹、桑椹、百合、枸杞子、茯苓、干姜、陈皮。

[方解]山药、黄精平补肺脾肾,益气养阴,为君药;玉竹、桑椹、百合养阴,枸杞子滋补肝肾,共为臣药;陈皮、茯苓理气健脾,干姜温中散寒,共为佐使药。

穴位调理:

[选穴]涌泉、足三里。

[取穴方法]涌泉:位于足底部,卷足时足前部凹陷处,约当足底(去趾)前 1/3 凹陷处(图 19);足三里:外膝眼下 3 寸,距胫骨前缘 1 横指(中指)(图 2)。

[解析]涌泉是足少阴肾经的井穴,为保健要穴,有强壮保健益寿之功。足三里可健脾和胃、益气生血,是全身最重

要的养生强壮穴。两穴配用,补益先天、后天之气。常灸此二穴具有健脾胃、助消化,调气血、扶正气、强腰健肾的作用,可以防病健身,增强机体抵抗力,延缓衰老。

[操作] 温和灸,每穴 10 分钟,每日 1 次。或半米粒灸,每穴 3 壮,每日 1 次。按揉:每穴 2~3 分钟,每日 1 次。

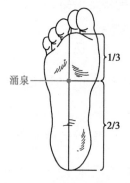

涌泉

1/3

2/3

图 19　涌泉穴位示意图

第八章

基层预防

一、开展中医药特色预防方法

基础预防是必不可少的环节,包括戴口罩、勤洗手、常通风、少聚集等。在此基础上,在基层防控体系中开展中医药特色预防方法,能够发挥中医药疗法"简、验、便、廉"的优势,缓解基层防控压力,节省更多的医疗资源,使医疗资源最大化地发挥有效的预防作用,推动基层预防的"关口前移",完善基层防控体系的建设。具体方法包括中药内服防治、中医外治法防治等。

二、开展中医药防疫健康宣教

通过基层公共卫生机构,以个人为中心、家庭为单位、社区为范围开展中医药防疫健康宣教,能更好地贴近群众,深入群众生活。同时,为了更好地发挥中医因时、因地、因人制宜的优势,可以结合本地自然、人文环境因素,根据居民不同的体质,根据四时节气的不同特点,开展一些具有中医特色的、简便有效的防疫措施宣传,不仅有助于提高居民身体、心理健康水平,更有利于基层防控体系的构建和完善。

三、完善中医药的预防方案与管理

1. 完善中医药预防方案与管理

国家卫生健康委员会已公布《新型冠状病毒肺炎诊疗方案(试行第七版)》,而中医药防治新型冠状病毒肺炎的相关内容在试行第三版中即首次体现,后续的版本中不断调整和完善了中医证型和推荐处方用药。有研究通过对国家卫生健康委员会、国家中医药管理局及 17 个省(自治区、直辖市)的新型冠状病毒肺炎防治方案以及中医专家的个人见解进行分析,结果发现,全国各地的防治方案制订方法主要为组织专家讨论形成,进一步分析可以发现,全国各地的防治方案对新型冠状病毒肺炎各个阶段病机的认识,虽有相似之处但却不完全相同,在组方用药中也多有差异[1]。各地能够及时结合当地的实际情况制订相应的诊疗方案,体现了中医理论中

---

[1] 于明坤,柴倩云,梁昌昊,等.新型冠状病毒肺炎中医预防及诊疗方案汇总分析[J].中医杂志,2020,61(5):383-387.

因时、因地、因人制宜的特色,发挥了中医药的优势和特长。因此,应完善中医药的预防方案,充分发挥中医药在疫病预防中的独特作用,体现中医理论的特色,同时也要不断完善全国范围内中医药预防方案的管理办法,完善重大传染病中医药防治体制机制,努力构建符合我国国情的、有中国特色的基层防控体系。

2. 强化中医药在基层医务人员中的培养

在此次新型冠状病毒肺炎疫情中,社区医院、社区卫生服务中心、乡镇卫生院、村卫生室等基层医疗机构及基层医务人员,成为了基层防控体系中抗击新型冠状病毒肺炎疫情的第一道防线。此次新型冠状病毒肺炎疫情,对基层医疗卫生健康人才的培养和培训工作提出了新的挑战。因此,要熟悉基层卫生工作有关政策、法规,掌握预防医学基本理论、基本知识和基本技能,培养具有从事预防保健、传染病管理、卫生检验和在社区农村基层从事公共卫生服务的能力。强化中医药理论在基层医务人员中的培养,将有利于提高基层医务人员的专业水平,为构建基层防控体系提供人才基础。

(1)开展中医基础课程:可以有针对性地在基层医务人员中开展"中医基础理论""中医温病学""中药学""方剂学""中医体质学"等中医基础课程。

(2)推广中医诊疗技术:可以针对基层医疗特点,开展适宜的中医诊疗技术培训,使得如艾灸、推拿、拔罐等"简、验、便、廉"的中医诊疗手段进乡村、进社区、进家庭,更好地服务于基层防控体系建设。

(3) 培养基层中医药人才:可以有针对性地在卫生健康职业教育中扩大中医中药类专业的招生规模,同时加强弘扬中医药文化,在基层医务人员中厚植中医情怀,为构建基层防控体系提供更多的中医药人才。

第九章

爱国卫生运动

爱国卫生运动是党和政府把群众路线运用于卫生防病工作的伟大创举和成功实践,是中国特色社会主义事业特别是公共卫生工作的重要组成部分。在这次疫情中,习近平总书记强调:"要坚持预防为主的卫生与健康工作方针,大力开展爱国卫生运动,加强公共卫生队伍建设和基层防控能力建设,推动医防结合,真正把问题解决在萌芽之时、成灾之前。"中医药长期以来对疾病的有效预防和诊疗在爱国卫生运动中发挥了积极的作用。

一、疫病防治与环境治理

中医药有效方药在爱国卫生运动中发挥重要作用,各地曾采用中药贯众汤治疗流行性脑膜炎,应用熊冰散、加减沙参饮等治疗白喉病,应用苦参、狼毒、巴豆等中草药灭蚊蝇,且诸多方法沿用至今。

1. 预防流行性感冒及普通感冒

（1）大青叶、板蓝根、金银花各10g,生甘草5g,薄荷少许。每日1剂,水煎服。

（2）香茅草、金银花、杏叶、防风、生姜、木姜子、柴胡、竹叶各10g。每日1剂,水煎服。

（3）制苍术、金银花、虎杖、贯众、藿香、苏叶、草果、石菖蒲、艾叶、白芷等,等份适量,研末装入香囊,悬挂或随身佩戴。

2. 改善水环境防治疫病

贯众,清热解毒,为中医常用预防药物,《罗氏会约医镜》言其"解时行疫气"。《本草正义》记载了以贯众水防治疫病的方法:"故时疫盛行,宜浸入水缸中,常饮则不传染,而井中沉一枚,不犯百毒,则解毒之功,尤其独著,不得以轻贱而忽之。"

3. 室内环境净化

（1）取适量苍术、白芷、八角莲、艾叶等在室内或人群密集场所安全区域进行燃烧,烟熏避疫,适合以呼吸道为传播途径的疫病流行时应用。

（2）苍术15g,升麻10g,木香10g,艾叶10g。湿热为主的地区可酌加冰片、金银花、藿香、佩兰、龙胆等以清热化湿;寒湿为主的地区或证候酌加化橘红、苦杏仁、麻黄、赤箭、生姜等以散寒除湿。以上药物捣碎装袋,悬挂室内 [①]。

4. 室外环境治理

(1) 灭孑孓、灭蚊

1) 5% 天南星浸出液,倾入污水中。

2) 苦参一斤(500g),加水十斤(5kg),煮半小时,取液按 1% 的比例投入污水中。

3) 蓖麻叶一斤(500g),加水十斤(5kg),煮半小时,取液按 5% 的比例投入污水中。

(2) 灭蝇、灭蛆

1) 草乌或百部数斤,晒干捣细,拌入红糖,诱杀苍蝇。

2) 狼毒或皂角数斤,捣碎,投入污水中。

(3) 灭臭虫:野白芷、藜芦各六十斤(30kg),楸子树皮十斤(5kg),红辣椒四两(120g),蛇皮 1 条。加水煮 6~7 小时,去渣。共制成 40L 药液。喷洒。

二、常用中药给药途径与方法

烟熏法:通过低温燃烧一些中药产生烟雾,有抑杀病原体的作用;或将药物煮沸熏蒸,对室内空气进行消毒。如使用苍术、艾草在室内进行安全燃烧烟熏,适合以呼吸道为传

---

① 邓嘉帅,李凯,潘桂娟,等. 新型冠状病毒肺炎的中药外用防疫方法及运用[J/OL]. 海南医学院学报,2020:1-9 [2020-06-30].https://doi.org/10.13210/j.cnki.jhmu.20200609.001.

播途径的疫病流行时应用。

滴鼻法：用中药提取物滴入鼻孔。如在感冒流行期间，取中药鹅不食草浸泡，文火煮开，滤出药液，取药液滴鼻以预防感冒。

喷雾法：用特制中药散剂喷向咽后壁处，可抑制或杀灭病原体。

吸入法：用白芷、防风、荆芥、冰片等研细末，取少量吹入鼻中，或包于口罩内缓慢吸入，可达到持续用药的目的。

佩香囊：配伍芳香避秽药物研末装入香囊，悬挂或随身佩戴，可用于预防流感等瘟疫。

艾灸：艾灸足三里、大椎、风池等穴位，可提高机体免疫力，增强机体抗病能力。

汤药：中药预防方剂煎煮后分次服用，可抑制或杀灭一些病原体。

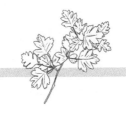

附：腧穴定位

C

尺泽(49 页图 8)：在肘区，肘横纹上，肱二头肌腱桡侧缘凹陷中。

D

大肠俞(41 页图 7)：在脊柱区，第 4 腰椎棘突下，后正中线旁开 1.5 寸。

大杼(41 页图 7)：在脊柱区，第 1 胸椎棘突下，后正中线旁开 1.5 寸。

大椎(38 页图 3)：在脊柱区，第 7 颈椎棘突下凹陷中，后正中线上。

膻中(28 页图 1)：在胸部，横平第 4 肋间隙，前正中线上。

定喘(38 页图 3)：在脊柱区，第 7 颈椎棘突下，旁开 0.5 寸处。

F

肺俞(41页图7):在脊柱区,第3胸椎棘突下,后正中线旁开1.5寸。

丰隆(29页图2):在小腿外侧,外踝尖上8寸,胫骨前肌的外缘。

风门(41页图7):在脊柱区,第2胸椎棘突下,后正中线旁开1.5寸。

G

膏肓(41页图7):在脊柱区,第4胸椎棘突下,后正中线旁开3寸。

膈俞(41页图7):在脊柱区,第7胸椎棘突下,后正中线旁开1.5寸。

关元(28页图1):在下腹部,脐中下3寸,前正中线上。

H

合谷(39页图6):在手背,第2掌骨桡侧的中点处。

L

列缺(49页图8):在前臂,腕掌侧远端横纹上1.5寸,拇短伸肌腱与拇长展肌腱之间,拇长展肌腱沟的凹陷中。

M

命门(38页图3):在脊柱区,第2腰椎棘突下凹陷中,后正中线上。

N

内关(39页图4):在前臂前区,腕掌侧远端横纹上2寸,掌长肌腱与桡侧腕屈肌腱之间。

P

脾俞(41页图7):在脊柱区,第11胸椎棘突下,后正中线旁开1.5寸。

Q

气海(28页图1):在下腹部,脐中下1.5寸,前正中线上。

气海俞(41页图7):在脊柱区,第3腰椎棘突下,旁开1.5寸。

曲池(49页图9):在肘区,尺泽与肱骨外上髁连线的中点处。

R

日月(76页图15):在胸部,第7肋间隙中,前正中线旁开4寸。

S

三阴交(39 页图 5):在小腿内侧,内踝尖上 3 寸,胫骨内侧缘后际。

少商(49 页图 8):在手指,拇指末节桡侧,指甲根角侧上方 0.1 寸。

神阙(28 页图 1):在脐区,脐中央。

肾俞(41 页图 7):在脊柱区,第 2 腰椎棘突下,后正中线旁开 1.5 寸。

T

太冲(79 页图 17):在足背,第 1、2 跖骨间,跖骨底结合部前方凹陷中,或触及动脉搏动。

太溪(70 页图 12):在踝区,内踝尖与跟腱之间的凹陷中。

太渊(49 页图 8):在腕前区,桡骨茎突与手舟骨之间,拇长展肌腱尺侧凹陷中。

天枢(50 页图 10):在腹部,横平脐中,前正中线旁开 2 寸。

天突(28 页图 1):在颈部,当前正中线上,胸骨上窝中央。

X

血海(79 页图 18):在股前区,髌底内侧端上 2 寸,股内侧肌隆起处。

Y

阳陵泉(76 页图 14)：在小腿外侧，腓骨头前下方凹陷中。

阴陵泉(39 页图 5)：在小腿内侧，胫骨内侧髁下缘与胫骨内侧缘之间的凹陷中。

印堂(76 页图 16)：在头部，两眉毛内侧端中间的凹陷中。

涌泉(84 页图 19)：在足底，屈足卷趾时足心最凹陷中。

Z

足三里(29 页图 2)：在小腿外侧，犊鼻穴下 3 寸，胫骨前嵴外 1 横指处。

照海(70 页图 12)：在踝区，内踝尖下 1 寸，内踝下缘边际凹陷中。

中府(50 页图 11)：在胸部，横平第 1 肋间隙，锁骨下窝外侧，前正中线旁开 6 寸。

中脘(28 页图 1)：在上腹部，脐中上 4 寸，前正中线上。

支沟(73 页图 13)：在前臂后区，腕背侧远端横纹上 3 寸，尺骨与桡骨间隙中点。